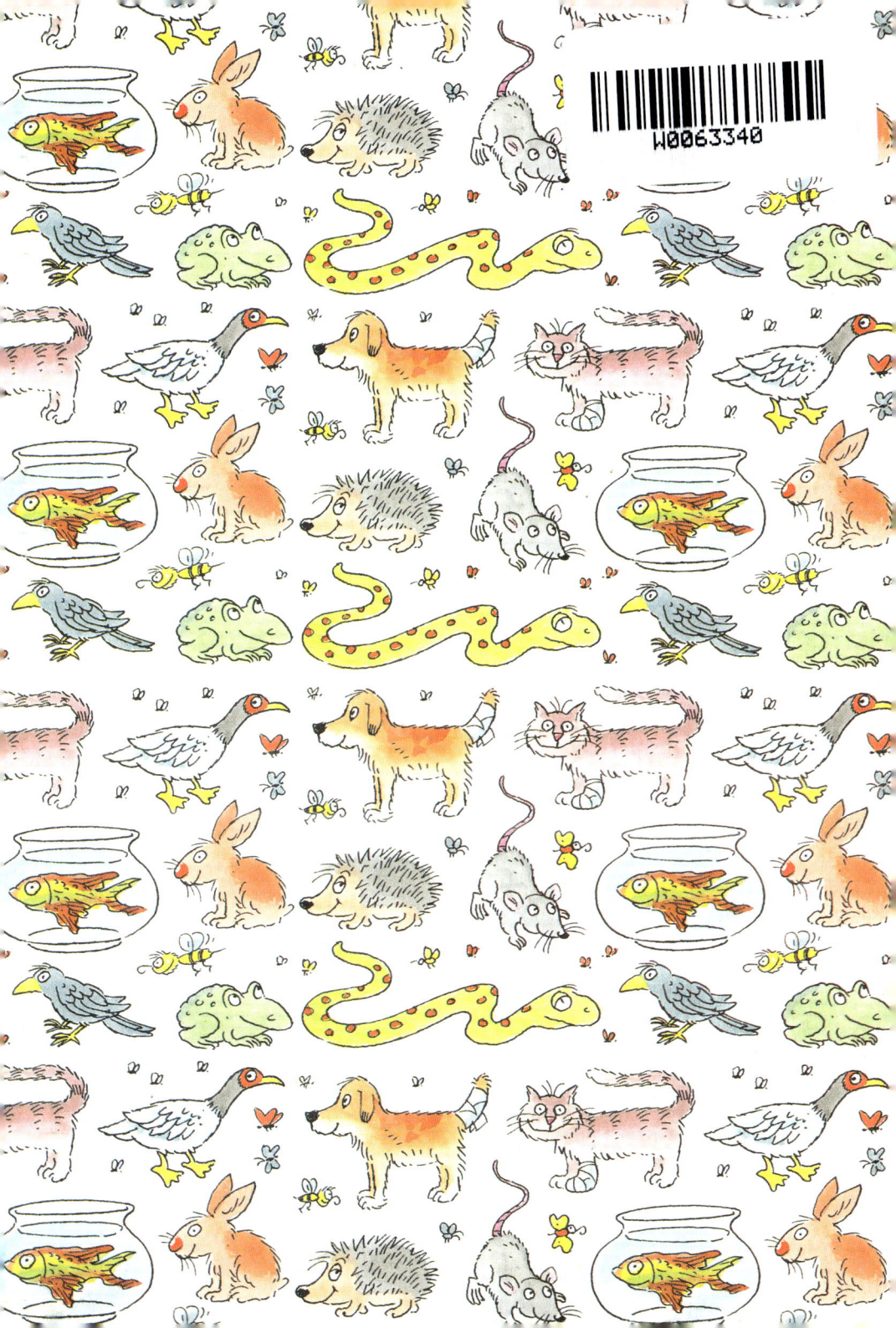

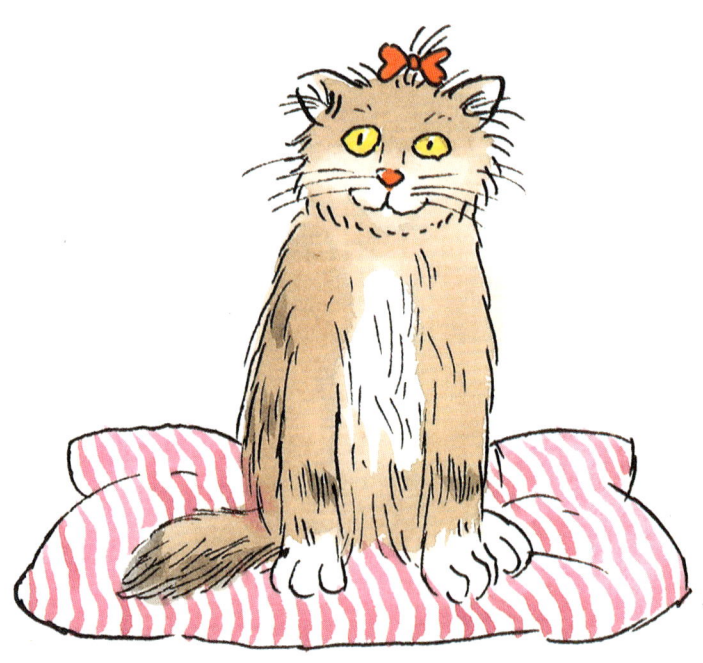

Erhard Dietl

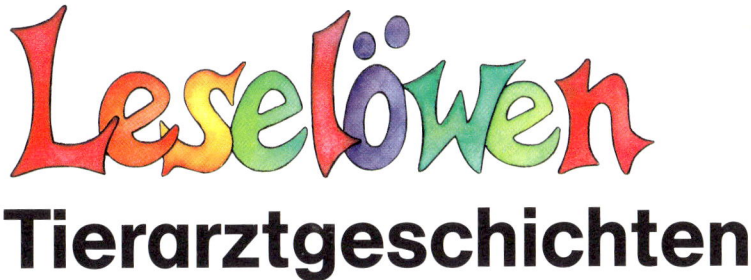

Tierarztgeschichten

Mit Zeichnungen des Autors

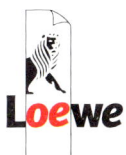

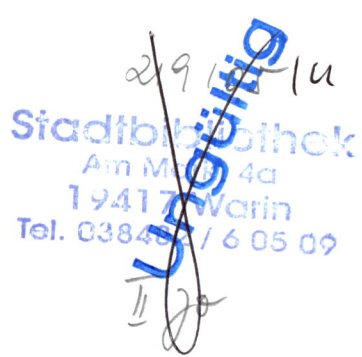

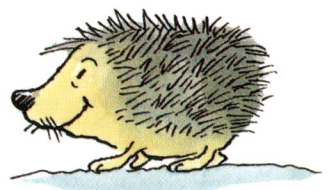

Der Umwelt zuliebe ist dieses Buch
auf chlorfrei gebleichtem Papier gedruckt.

ISBN 3-7855-3344-6 – 2. Auflage 2001
© 1999 Loewe Verlag GmbH, Bindlach
Umschlagillustration: Erhard Dietl
Gesamtherstellung: L.E.G.O. S.P.A., Vicenza
Printed in Italy

www.loewe-verlag.de

Inhalt

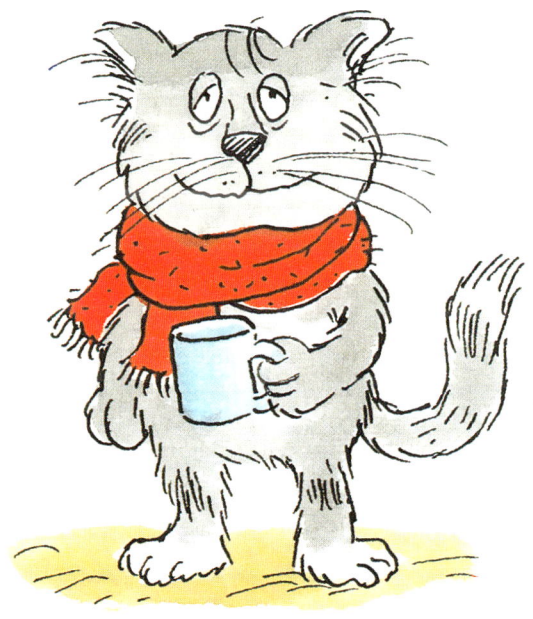

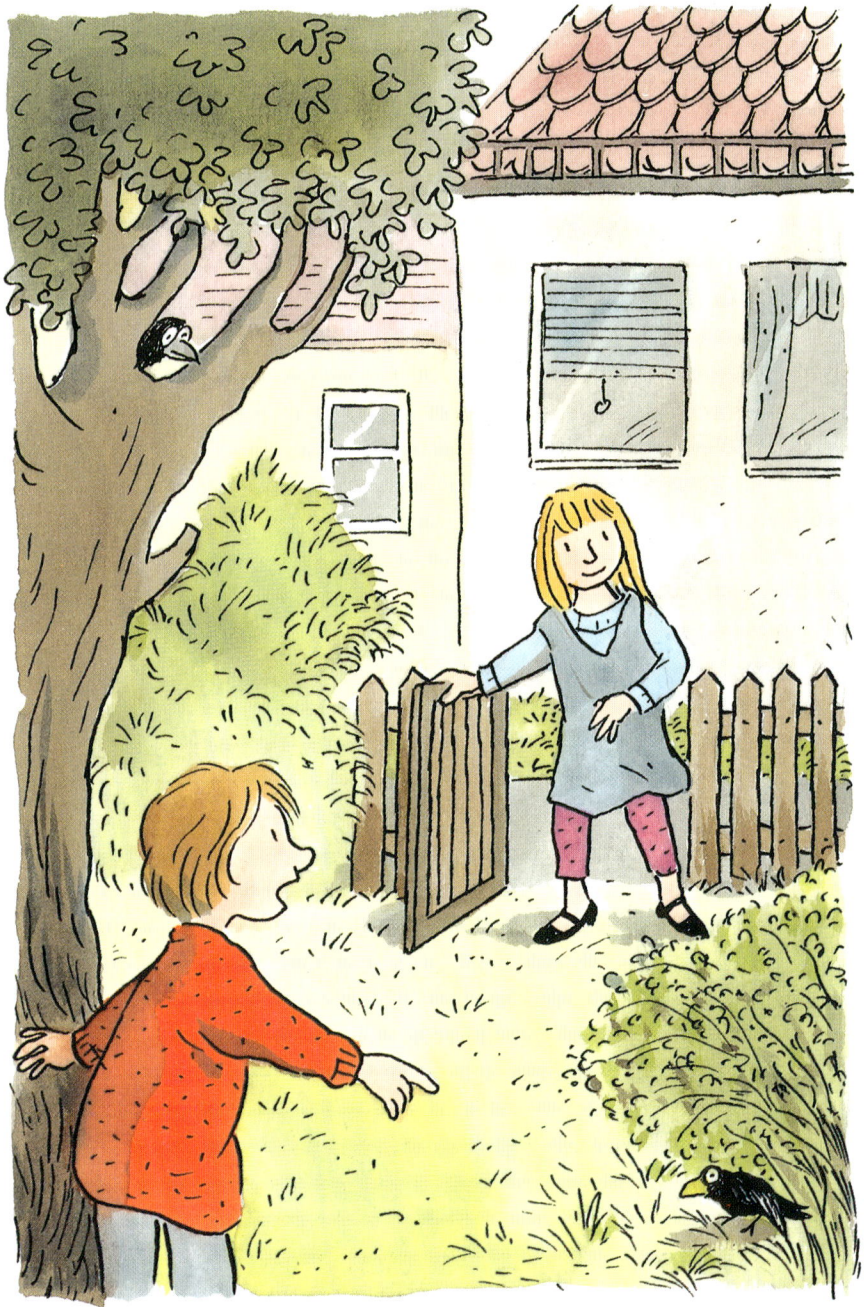

Ein Besuch bei Doktor Fleck

Anna liebt Tiere. Zu Hause hat sie eine schwarzweiße Katze, ein dunkelbraunes Kaninchen, ein Aquarium mit vierzehn bunten Fischen und zwei Schildkröten.

„Sehr gerne hätte ich noch ein Pferd. Oder wenigstens einen großen Hund!", sagt Anna.

Ihr Vater protestiert. „Wir haben wirklich genug Tiere im Haus! Wir sind doch kein Zoo!"

Eines Tages findet Anna einen kleinen Raben. Er sitzt im Garten zwischen den Johannisbeersträuchern. Der kleine Rabe hüpft zur Seite, als Anna näher kommt. Er kann anscheinend nicht fliegen. Da kommt Annas Freundin Nina durchs Gartentor.

„Nina, schau dir den Vogel an! Er ist verletzt!", ruft Anna. „Wir müssen ihn retten, bevor ihn eine Katze erwischt!"

Anna läuft ins Haus und kommt mit einem Handtuch zurück. Vorsichtig wickelt sie den kleinen Raben in das weiche Tuch. Die Mädchen tragen den Raben ins Wohnzimmer.

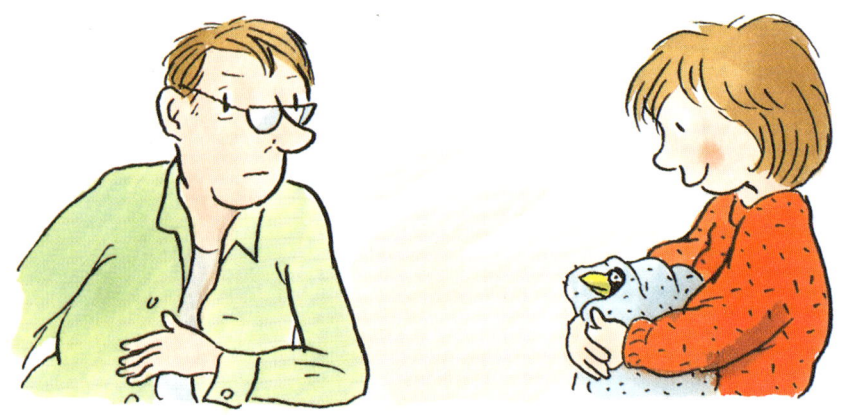

„Papa, sieh nur, wir haben einen verletzten Vogel gefunden!", ruft Anna. „Er kann nicht mehr fliegen. Am besten, wir bauen ihm einen Käfig. Ich stelle ihn in mein Zimmer, und wir pflegen ihn gesund!"

Papa meint, dass das keine so gute Idee ist, schon allein wegen der Katze. „Bringt ihn lieber zu Doktor Fleck. Der weiß, was da zu tun ist!", sagt er.

Doktor Fleck hat ein paar Straßen weiter seine Tierarztpraxis. Nina und Anna machen sich gleich auf den Weg. Es ist drei Uhr, und die Praxis hat gerade geöffnet. Eine alte Frau sitzt schon im Wartezimmer. Sie hat einen dicken Kater im Arm. Er hat ein geschwollenes Triefauge und sieht sehr müde aus. Die Mädchen setzen sich neben die Frau und müssen nicht lange warten.

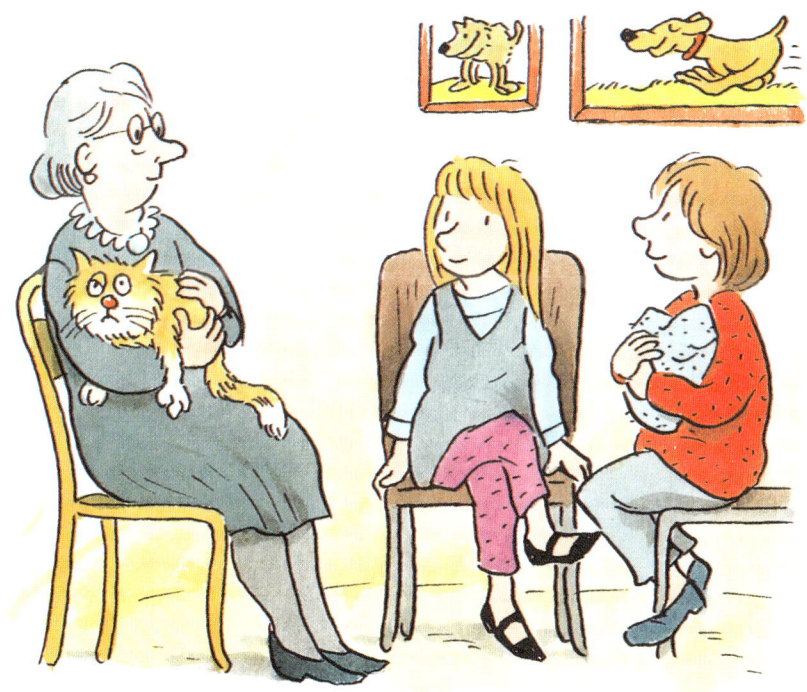

Nachdem Doktor Fleck das Kater-Triefauge versorgt hat, sind sie auch schon dran. Der Tierarzt nimmt den Raben in die Hand und untersucht ihn genau. „Sein Flügelgelenk ist verletzt", sagt Doktor Fleck. „Er braucht einen Klebeverband." Der Arzt umwickelt den verletzten Flügel mit einem Klebeband, sodass er fest am Körper des Vögelchens anliegt. „Das sieht lustig aus!", sagt Anna. „Als hätte er einen Schlafrock an."

„Es dauert vierzehn Tage, bis er wieder fliegen kann. Jemand müsste sich eine Weile um ihn kümmern", empfiehlt Doktor Fleck.

„Wir haben eine Katze zu Hause, das geht schlecht", seufzt Anna.

„Und wir fahren morgen in Urlaub", sagt Nina.

„Na gut", sagt der Tierarzt, „dann lasst ihn hier. Ich werde ihn mit zu mir nach Hause nehmen." Er setzt den Raben in einen Käfig.

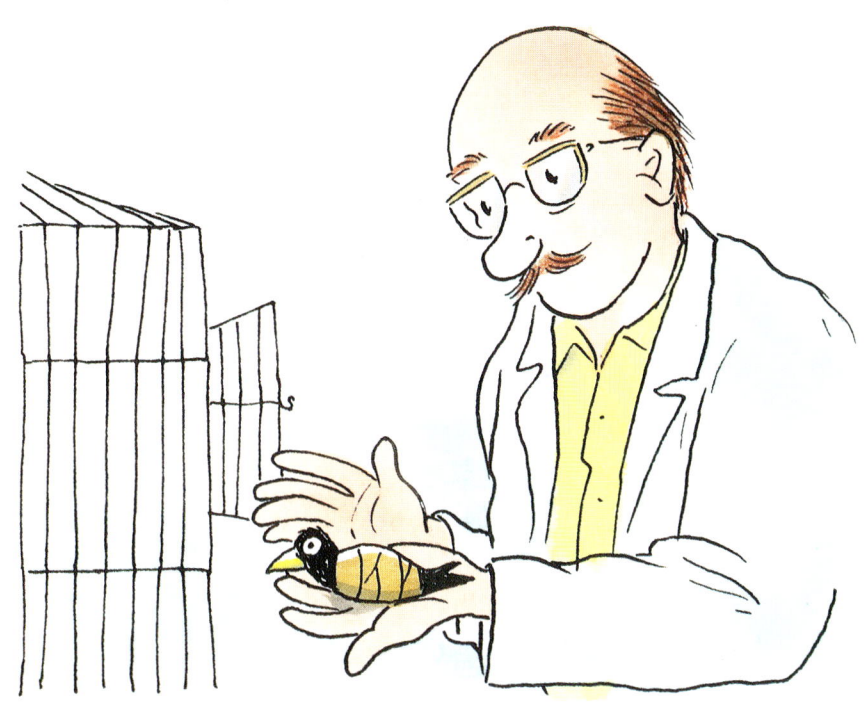

„Dürfen wir ihn mal besuchen?", fragt Nina.

„Aber natürlich", antwortet der Doktor.

Anna schaut sich im Behandlungszimmer neugierig um.

„Ich will auch mal Tierärztin werden", erzählt sie.

„Wie schön", sagt Doktor Fleck, „dann sind wir ja fast schon Kollegen!"

„Welche Tiere behandeln Sie denn hier?", will Anna wissen.

„Alle Kleintiere", sagt Doktor Fleck. „Hunde, Katzen, Kaninchen, Papageien und Igel. Aber es war auch schon mal jemand mit einer Schlange da. Und mit einem Frettchen."

„Was fehlte der Schlange?", fragt Nina.

„Schlangen haben manchmal Hautpilz", erklärt Doktor Fleck.

„Sind Sie auch schon mal gebissen worden?", will Anna wissen.

„Von einer Schlange zum Glück noch nicht, aber ich muss aufpassen!", sagt der Tierarzt und lacht. „Hunde mögen manchmal meinen weißen Kittel nicht. Den ziehe ich dann aus. Oder ich behandle sie sogar draußen im Hof. Sie haben oft schreckliche Angst vor dem Behandlungszimmer. Wenn Hunde beißen, dann meist aus Panik und Angst, oder weil sie sich in die Ecke gedrängt fühlen. Da muss man Acht geben. Oft biete ich ihnen auch was zu fressen an. Das beruhigt sie dann."

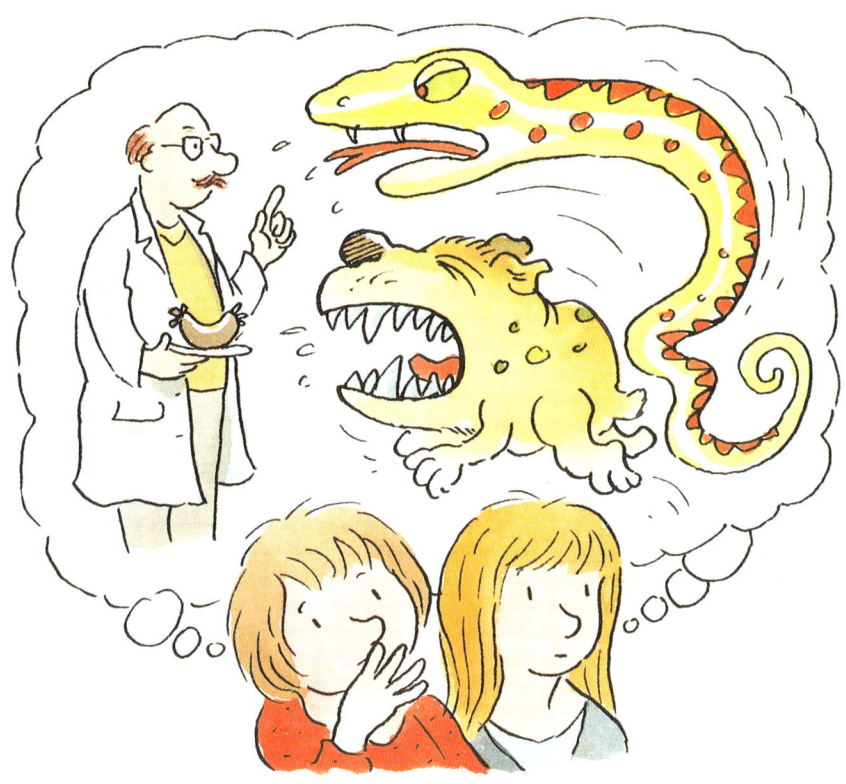

„Da sind Vögel schon leichter zu
behandeln", meint Anna.

„Na, die können auch ganz schön
zubeißen!", berichtet Doktor Fleck.
„Wellensittiche beißen gern ins Nagelbett.
Das tut dann wirklich weh. Und bei
großen Papageien muss ich besonders
aufpassen. Die beißen sogar ins Gesicht!"

„Das ist ja richtig gefährlich!", sagt Nina.

„Na, zum Glück wissen wir, wie man die
Tiere festhalten muss!", sagt Doktor
Fleck. „Oft wickeln wir sie bei der
Behandlung in Tücher. Kaninchen zum
Beispiel, und bei Katzen wird der Kopf in
ein Handtuch gewickelt. So fühlen sie
sich sicher. Je weniger Zwang sie spüren,
desto besser geht es."

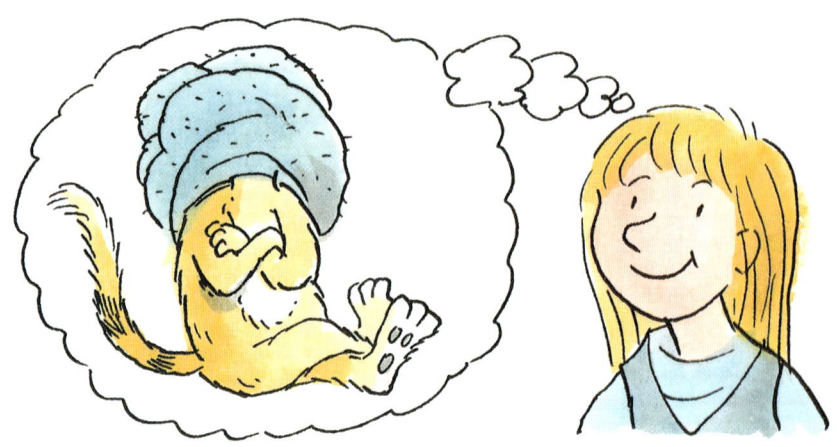

„Das habe ich schon gewusst", sagt
Anna. „Deshalb habe ich den Raben ja in
ein Handtuch gewickelt."
   „Aber Sie müssen Tiere auch
einschläfern, oder? Das ist doch
schlimm?", fragt Nina.

„Stimmt", sagt der Tierarzt, „das ist oft traurig für den Besitzer. Besonders für alte Leute und für Kinder. Aber manchmal geht es nicht anders."

„Was passiert denn bei Ihnen mit Tieren, die gestorben sind?", fragt Nina Doktor Fleck.

„Kleine Tiere dürfen die Besitzer selber begraben, wenn sie nicht größer sind als eine Katze."

„Und die großen Tiere?"

„Große Tiere werden im Tierheim verbrannt. Wenn die Besitzer es wollen, bekommen sie eine Urne mit der Asche. Aber das kostet Geld", erklärt Doktor Fleck.

„Wenn meine Katze stirbt, vergrabe ich sie lieber im Garten", meint Anna. „Ich baue ihr ein schönes Grab."

„Das würde ich auch tun!", sagt Doktor Fleck. „Aber deine Katze ist doch noch jung. Da brauchst du dir noch keine Gedanken zu machen."

Dann zeigt er ihnen noch den Röntgen-
apparat, den OP-Tisch und die Geräte
und Instrumente für Untersuchungen.
„Das ist ja wie in einem normalen
Krankenhaus, wie bei einem Menschen-
Arzt!", ruft Nina.

„Tiere sind eben auch Menschen!",
erwidert Anna.

„So, ihr beiden, jetzt muss ich aber
weiterarbeiten", sagt der Tierarzt.

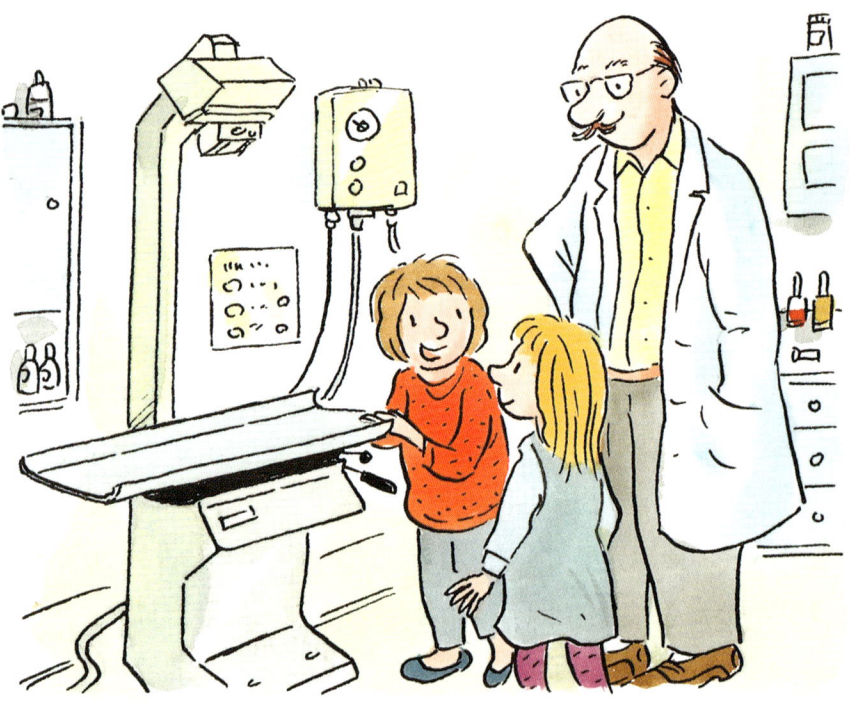

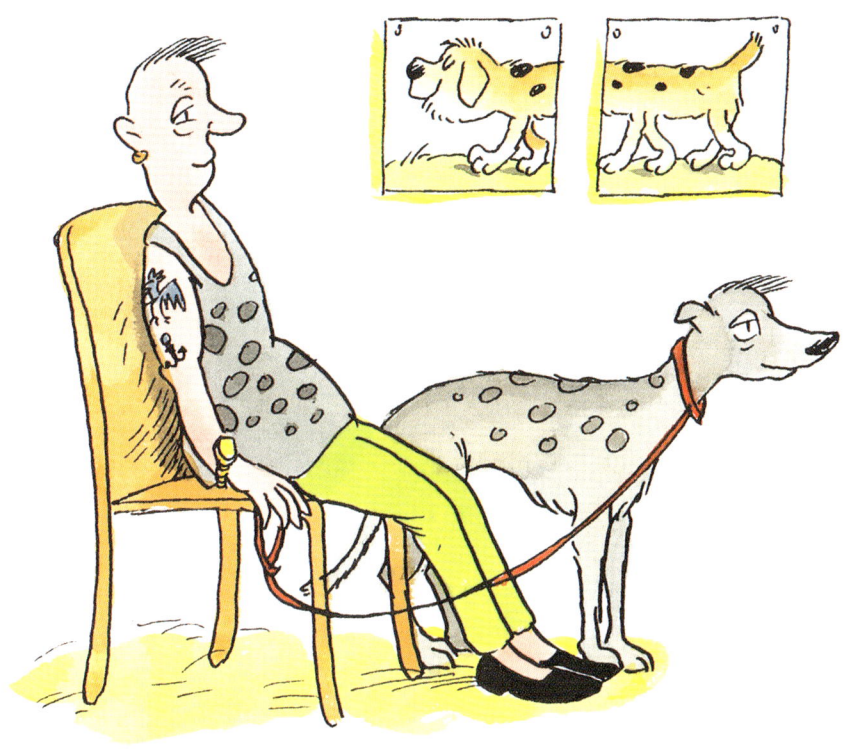

Im Wartezimmer sitzt inzwischen ein
Mann mit seinem Hund. Ein großer
dünner Hund und ein großer dünner
Mann. Nina stupst Anna in die Seite.
„Schau mal", flüstert sie, „der Mann sieht
aus wie sein Hund!"

Dann laufen die beiden nach Hause.
Anna ist fest entschlossen, Doktor Fleck
bald wieder zu besuchen.

Der neue Hansi

Simons Oma ist schon recht alt und
wohnt ganz allein in ihrer kleinen
Wohnung. Wenn Simon seine Oma
besucht, dann backt sie ihm Pfann-
kuchen, oder sie schüttet Mais in einen
Topf und macht frisches Popcorn. Simon
erzählt ihr dann von der Schule und von
seinen Freunden. Die Oma will immer
alles ganz genau wissen. Manches muss
ihr Simon zweimal sagen oder ganz laut,

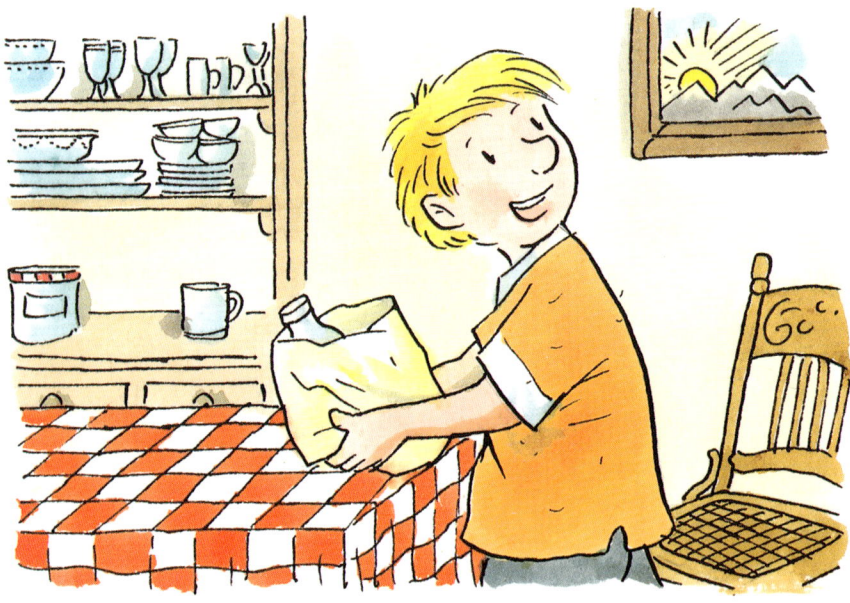

denn die Oma hört nicht mehr besonders gut. Sie hat auch sehr schlechte Augen, und oft verwechselt sie den Zucker mit dem Salz. Oder sie findet die Brille nicht, die vor ihr auf dem Tisch liegt. Seit ein paar Tagen ist Simons Oma krank. Sie muss das Bett hüten, und Simons Eltern kaufen ein und kochen für sie. Aber heute hat Simon für die Oma eingekauft. Er stellt die Tüte mit der Milch und den Äpfeln auf den Tisch. „Hallo, Oma, wie geht's dir?", ruft Simon.

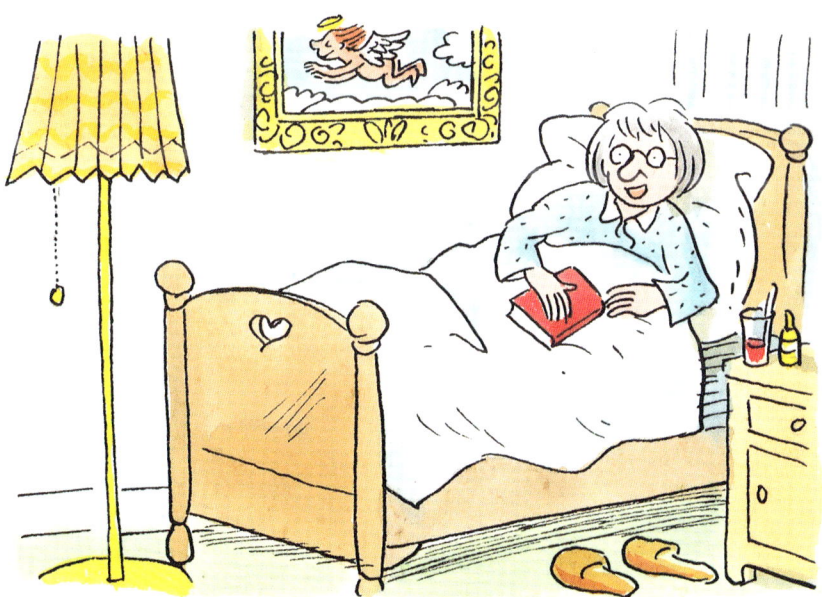

„Schon viel besser", sagt die Oma und
richtet sich im Bett auf. „Du, Simon, schau
doch mal nach meinem Hansi. Ich glaube,
mit ihm stimmt etwas nicht! Er ist heute
so ruhig." Hansi ist Omas blauer Wellensittich. Seit vierzehn Jahren lebt er bei ihr
und hat seinen Käfig neben dem Fenster
in der Küche.

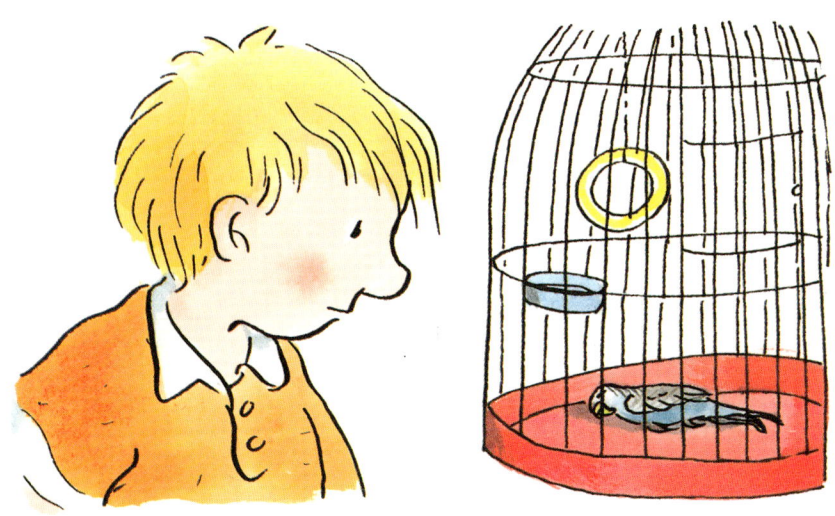

„Was fehlt ihm denn?", fragt Simon und
schaut in den Vogelkäfig. Da sieht er mit
Schrecken, dass der Sittich gestorben ist.
Regungslos liegt er auf dem Käfigboden.
„Was meinst du? Ist er krank?", fragt

Oma aus dem Nebenzimmer. Simon weiß nicht, was er sagen soll. Er traut sich nicht, der Oma zu sagen, dass der Vogel tot ist. Sie soll nicht traurig sein. Also erklärt er: „Es geht ihm nicht so gut. Am besten, ich bringe ihn rüber zum Tierarzt. Er soll ihn mal anschauen."

„Das ist lieb von dir", sagt Oma. Simon fischt den steifen Vogel aus dem Käfig, legt ihn in eine Schachtel und macht sich auf den Weg.

„Was soll ich nur tun", denkt er, „der Tierarzt kann Hansi auch nicht mehr lebendig machen."

Trotzdem zeigt er ihn Doktor Wolff. Der Tierarzt sieht sich den Vogel an und sagt: „Wellensittiche werden meist nicht älter als vierzehn Jahre, das ist normal. Er ist wohl an Altersschwäche gestorben. Mach ihm doch ein schönes Grab im Garten."

„Aber meine Oma wird schrecklich traurig sein", sagt Simon. „Sie hat den Hansi so lieb." Er erzählt dem Tierarzt, dass Oma krank ist, schlecht hört und vor allen Dingen so erbärmlich schlecht sieht. Da hat Doktor Wolff eine Idee. Er flüstert sie Simon ganz leise ins Ohr, so als ob es ein Geheimnis wäre.

Kurze Zeit später buddelt Simon im Garten neben dem Apfelbaum ein Vogelgrab. Er legt Hansi in die Erde, und obendrauf steckt er einen schönen Zweig. Dann setzt er sich auf sein Fahrrad und radelt in die Zoohandlung. Er hat sein ganzes gespartes Geld dabei. Im Zooladen gibt es eine Menge Vögel. Finken, Papageien, einen Beo und natürlich auch grüne und blaue Wellensittiche. Simon schaut sich die Sittiche ganz genau an. Endlich hat er den richtigen entdeckt. Er sieht genauso aus wie Omas Hansi, den will er haben. Also kauft Simon seiner Oma einen neuen Hansi. „Hoffentlich merkt sie nichts", denkt er, als er mit klopfendem Herzen den Laden verlässt.

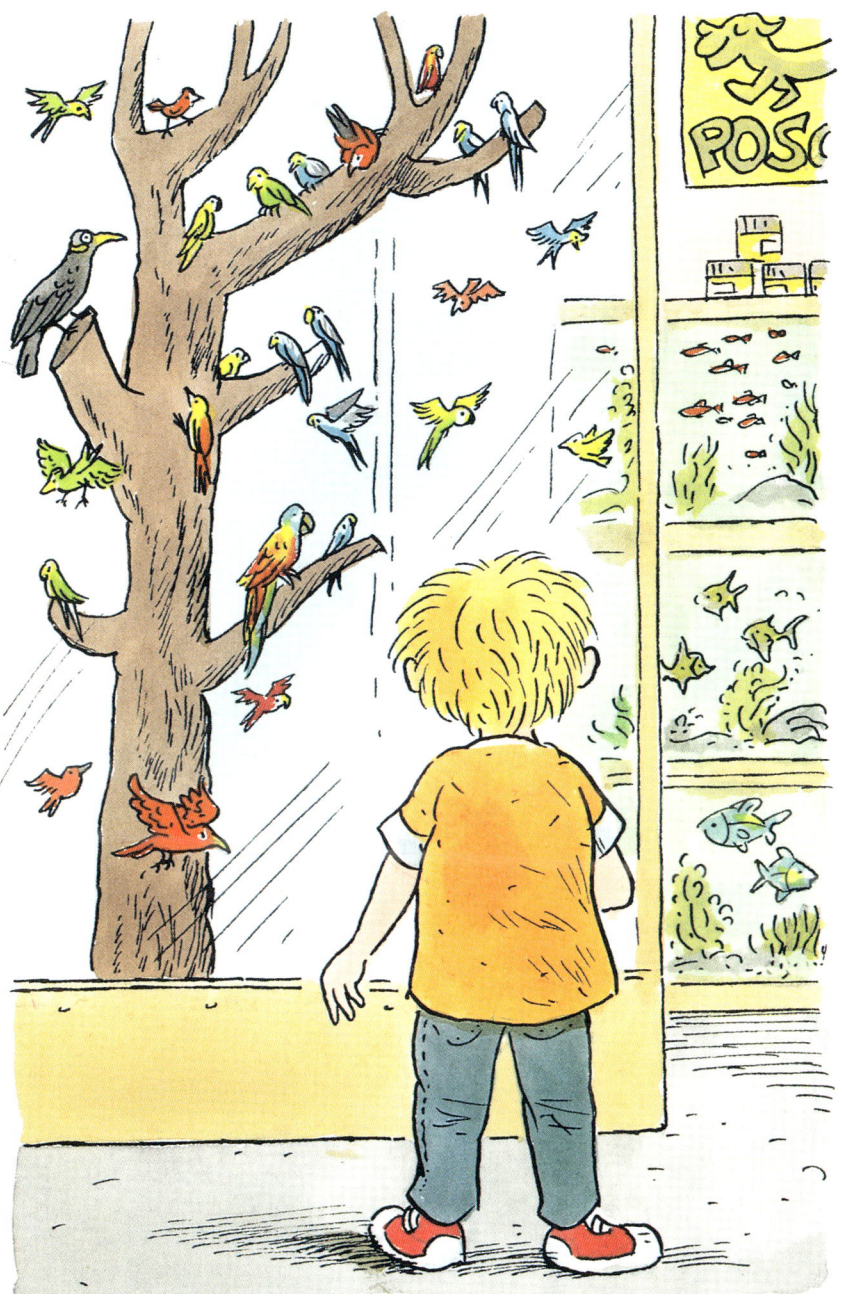

„Na, was hat der Tierarzt gesagt?", fragt Oma, als Simon zurückkommt. Sie zieht ihren Bademantel an und geht mit Simon in die Küche. Simon steckt den neuen Wellensittich in den Käfig.

„Alles okay", sagt er. „Er hat gesagt, der Hansi ist schon ziemlich alt für einen Sittich."

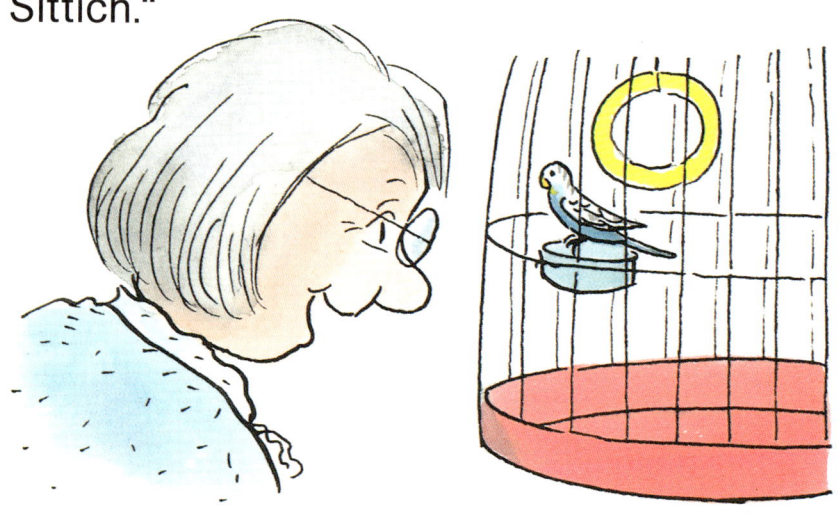

Die Oma beugt sich über den Käfig. „Das weiß ich doch. Mein armer alter Hansi", sagt sie.

„Es ist dein neuer Hansi", denkt Simon erleichtert. Bestimmt lebt er noch vierzehn Jahre, ohne dass die Oma etwas merkt!

Tobi allein im Haus

Tobi ist ein struppiger grauer Mischlings-
hund. Tobis Leben hat in einer Mülltonne
begonnen. Irgendein herzloser Mensch
hat ihn da hineingeworfen, als er noch
ganz klein war. Er war in eine Stofftüte
gesteckt worden und hat jämmerlich
gewinselt.

Nach ein paar Stunden hat Frau Weiß
Tobi entdeckt. Sie hat ihn aus seiner
elenden dunklen Behausung befreit und

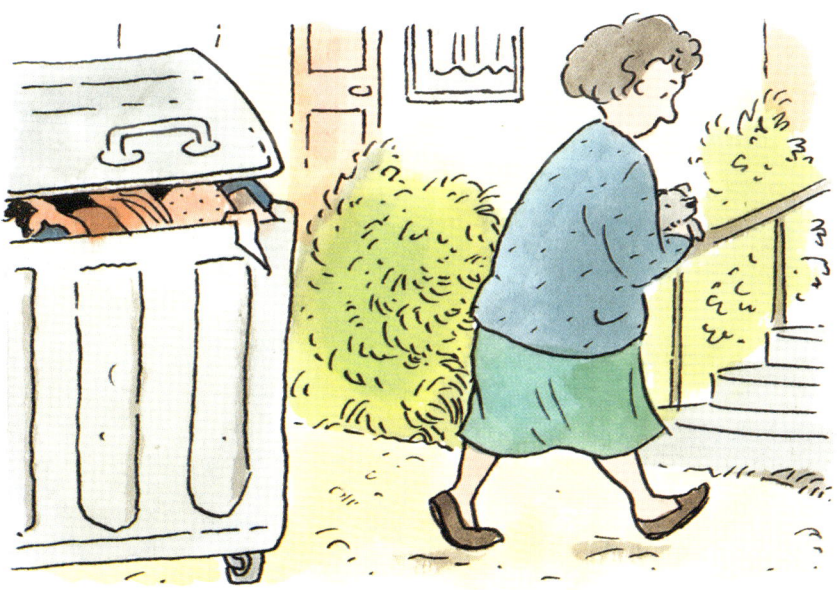

mit nach Hause genommen. „Was sind das für Menschen, die Tieren so etwas antun!", hat sie zu ihrem Mann gesagt.

Seitdem wohnt Tobi bei Herrn und Frau Weiß. Die beiden haben ihr kleines Haus in einer Ferienhausanlage. Herr Weiß ist dort Hausverwalter. Tobi hat jetzt eine Decke auf der Terrasse, das ist sein neues Zuhause. Herr und Frau Weiß nehmen Tobi nie an die Leine. Er darf durch die Gegend streunen, so lange er will, und kommt immer zurück zu seinem Plätzchen auf der Decke. Aus Tobi ist ein

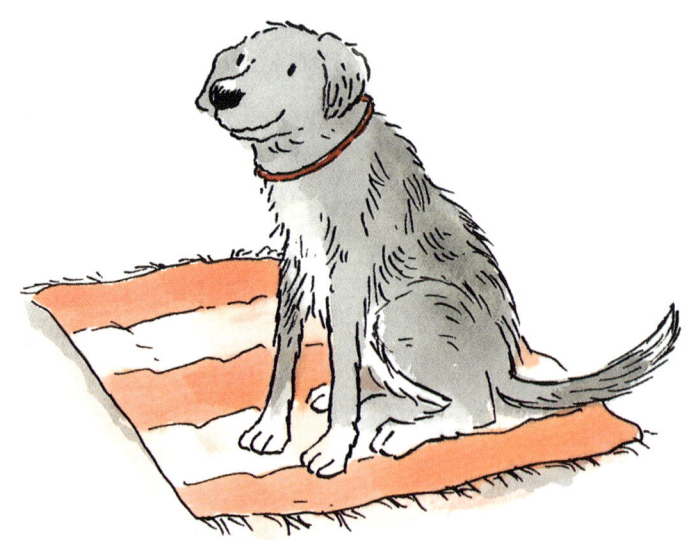

sehr zufriedener Hund geworden. Er ist jetzt so groß wie ein Schäferhund, nur grauer und struppiger. Er ist sanft wie ein Lamm, und alle Leute in der Ferienanlage mögen ihn. Wenn Tobi seine Rundgänge macht, rufen sie ihn und streicheln sein struppiges Fell. Oder sie schenken ihm ein Stück Wurst, manchmal geben sie ihm auch einen Knochen.

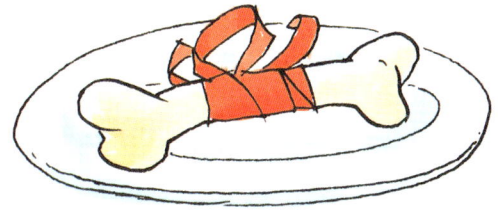

Dreimal in seinem Hundeleben war Tobi beim Tierarzt. Das erste Mal hat er sich am Altglascontainer die Pfote schlimm aufgeschnitten. An einer dicken grünen Flaschenscherbe. Herr Weiß ist mit ihm zum Tierarzt gefahren. Tobi musste mit fünf Stichen genäht werden. Er bekam eine Narkose, und dem armen Herrn Weiß, der bei der Operation unbedingt dabei sein wollte, wurde schlecht. Herr Weiß war käseweiß im Gesicht. Er musste sich auf einen Stuhl setzen und bekam ein Glas Wasser.

„Das kommt öfter vor", sagte der Tierarzt. „So geht es allen Hundebesitzern, die ihre Tiere lieben!" Es dauerte nur ein paar Tage, dann war Tobis Pfote verheilt.

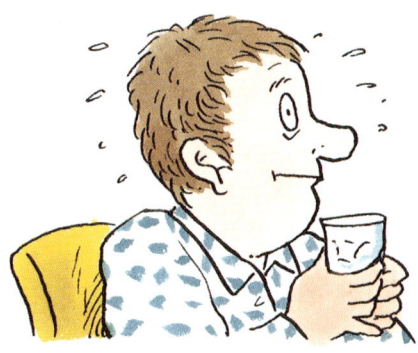

Das zweite Mal hatte Tobi eine Fettspritzerwunde auf dem Rücken. Er war ins Nachbarhaus gelaufen, in die Küche von Frau Klafski. Die hatte zwei fette Forellen in der Pfanne. Tobi schnupperte am Herd, und schon war es passiert. Ein dicker Fettspritzer brannte ein Loch in sein Fell und in seine Haut.

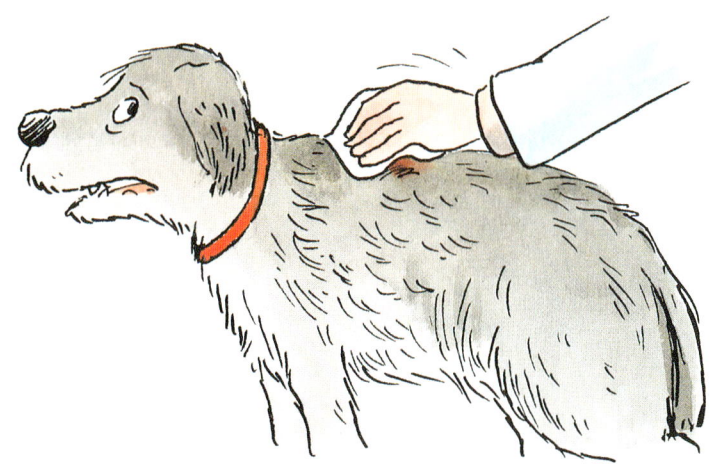

Diesmal ging Frau Weiß mit ihm zum
Tierarzt. Tobi wurde mit einer Salbe
verarztet. Er musste nicht genäht werden,
und Frau Weiß wurde nicht schlecht. Aber
Tobis Wunde wollte nicht recht verheilen.
Nach einer Woche war sie so schlimm
wie zuvor. Die Salbe, die Frau Weiß jetzt
jeden Tag auf die Wunde strich, half
keinen Pfifferling. Der Tierarzt probierte
noch eine andere Salbe aus, doch auch
damit hatten sie keinen Erfolg. „Was
sollen wir nur mit dir machen?", fragte
Frau Weiß. Sie streichelte Tobi den Kopf,
und Tobi leckte ihr die Hand. Nach einer

Woche war das Loch in Tobis Haut immer noch da. „Ich warte noch drei Tage", sagte Herr Weiß, „dann gehe ich noch einmal zum Tierarzt!"

Am gleichen Abend, als Tobi mit Herrn Weiß einen Spaziergang machte, trafen sie auf einen fremden Hund. Es war ein struppiger brauner Köter. Tobi lief auf ihn zu, und die Hunde wedelten wild mit dem Schwanz. Sie mochten sich. Dann leckte

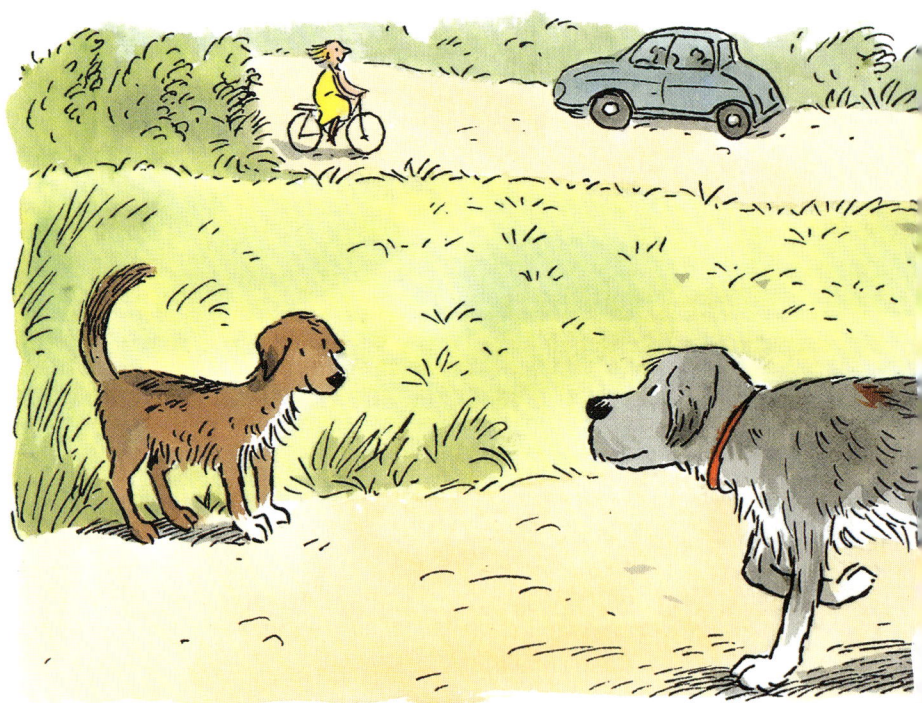

der Hund Tobis Wunde lange und ausgiebig. „Tobi, hierher!", rief Herr Weiß. Doch Tobi blieb stehen und hielt ganz still. Dann verschwand der braune Hund so schnell, wie er gekommen war.

Drei Tage später war Tobis Wunde verheilt. Herr und Frau Weiß staunten nicht schlecht. „Das war wohl die natürlichste Medizin!", sagte Frau Weiß und lachte.

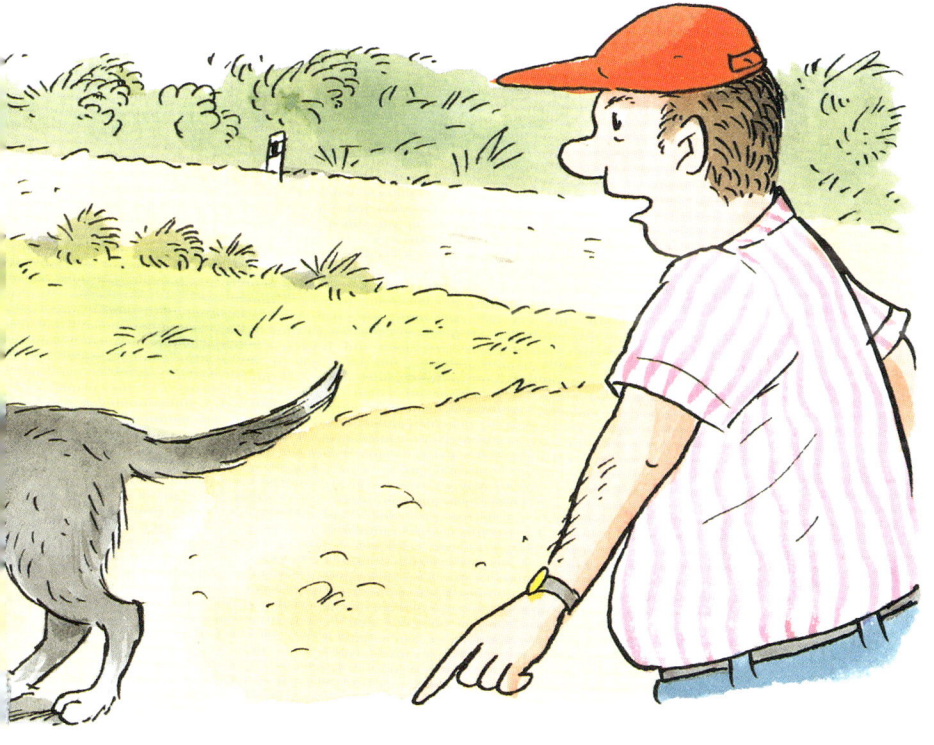

Eine böse Überraschung erlebte Tobi dann im Winter. Die meisten Ferienhäuser stehen zu dieser Jahreszeit leer. Herr Schuko, der Mechaniker, sollte in einem der leeren Häuser die Heizung reparieren. Während Herr Schuko bei der Arbeit war, schlüpfte Tobi unbemerkt ins Haus. Auf leisen Pfoten lief er die Treppe hoch. Als Herr Schuko mit der Heizung fertig war, packte er sein Werkzeug ein und ging. Die Tür fiel zu, und Tobi war gefangen. Kein Mensch wusste, wo er geblieben war, und Herr und Frau Weiß machten sich große Sorgen.

So vergingen zwölf Tage, und Tobi blieb spurlos verschwunden. Das Haus war Tobis Gefängnis. Keiner hörte sein verzweifeltes Bellen und Jaulen!

Zum Glück kam am zwölften Tag der Hausbesitzer. Er sperrte die Tür auf, und Tobi raste wie ein geölter Blitz an ihm vorbei ins Freie. Im Haus sah es aus wie nach einem Erdbeben. Die Lampen und

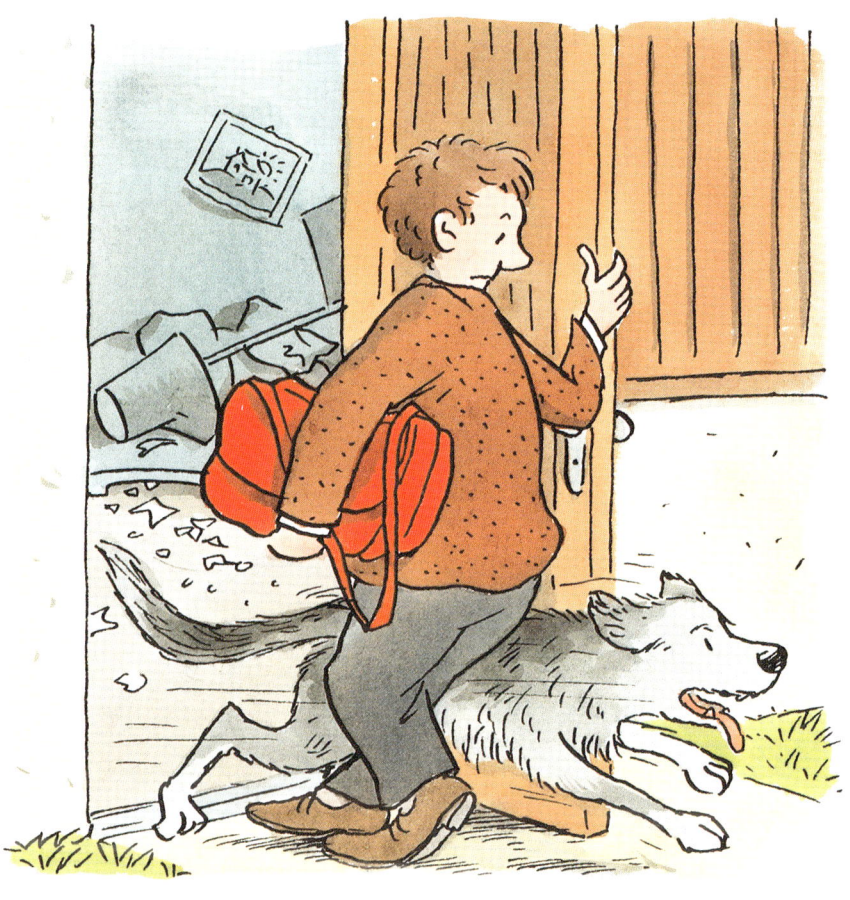

der Fernseher lagen umgeworfen am
Boden, die Tischdecke, der Vorhang und
das Sofa waren zerfetzt. In seiner Not
hatte Tobi Schuhe und das Innere der
Matratzen angefressen. Das bisschen
Wasser im Klo hatte ihn vor dem
Verdursten gerettet.

Glücklich und erschöpft lag er jetzt auf seiner Decke. Herr und Frau Weiß streichelten ihn lange und ausgiebig. Dann gaben sie ihm einen großen Topf frisches Wasser und das ganze Gulasch, das sie eigentlich für sich gekocht hatten.

Gleich am nächsten Morgen brachten sie ihn zum Tierarzt. „Er ist kerngesund!", sagte Doktor Berg. „Er ist ein zäher Bursche, es hat ihm nicht geschadet! Nur ein wenig schlanker ist er geworden. Er braucht kräftiges Futter in den nächsten Tagen." Der Tierarzt gab Tobi noch eine Vitaminspritze zur Kräftigung. Tobi hielt ganz still. Er wusste genau, dass ihm hier alle gut gesinnt waren. Jetzt war er schon zum zweiten Mal aus großer Lebensgefahr gerettet worden.

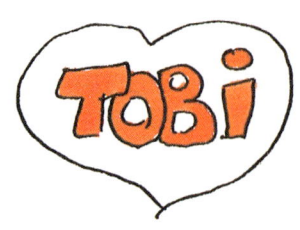

Fünf Kinder und ein Igel

Die Glocke von Frau Doktor Kirschs Tierarztpraxis klingelt Sturm. Annette, die
Tierarzthelferin, öffnet die Tür. Fünf
aufgeregte Kinder stehen draußen. Es
sind Tom und Tina, Heidi und die Brüder
Jakob und Johannes. Tom und Tina
tragen zusammen eine große Schachtel.
Sie halten sie vorsichtig, so als wären
rohe Eier darin.

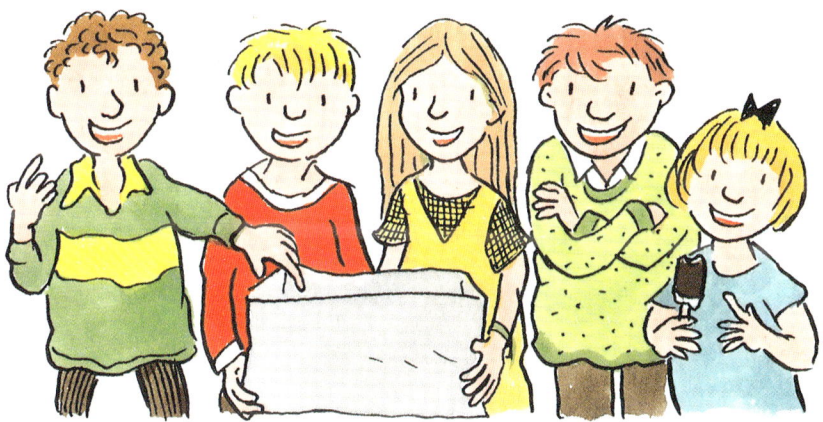

„Wir haben einen Igel!", sagen Tom, Tina
und Heidi gleichzeitig.

„Er ist verwundet!", sagt Johannes.

„Ich habe ihn gefunden", ruft Jakob.

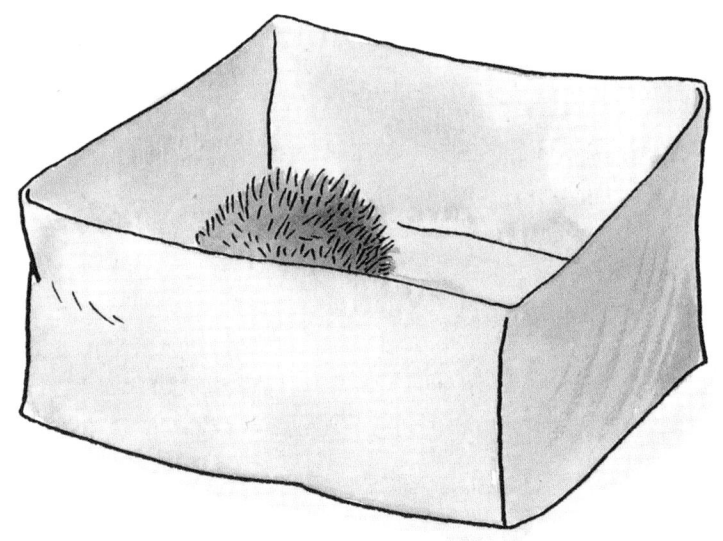

„Na, dann kommt mal rein", fordert Annette die Kinder auf. „Lasst mich mal sehen!" Ein großer Igel liegt regungslos in der Schachtel. Kugelig zusammengerollt liegt er da, und auf seinem Rücken sieht man eine dunkelrote Wunde. Seine Stacheln sind rot von verkrustetem Blut. „Der Ärmste, was ist denn mit dem passiert!", sagt Annette. „Frau Doktor Kirsch wird ihn gleich untersuchen. Aber ihr müsst noch ein wenig warten."

„Wenn er aber inzwischen stirbt!", ruft Tina und schluckt.

Sie schaut Annette sorgenvoll an.

„Es dauert bestimmt nicht lang", sagt Annette, „setzt euch inzwischen."

Im Wartezimmer sind noch zwei Stühle frei. Tom und Tina setzen sich. Die anderen müssen stehen. Neben Tom sitzt ein älterer Herr. Er hat einen großen Schäferhund dabei. Der trägt einen Maulkorb und einen Verband am linken Vorderbein. Daneben sitzen eine Dame mit einem schwarzen Pudel und ein Mädchen mit einem zugedeckten Vogelkäfig auf dem Schoß.

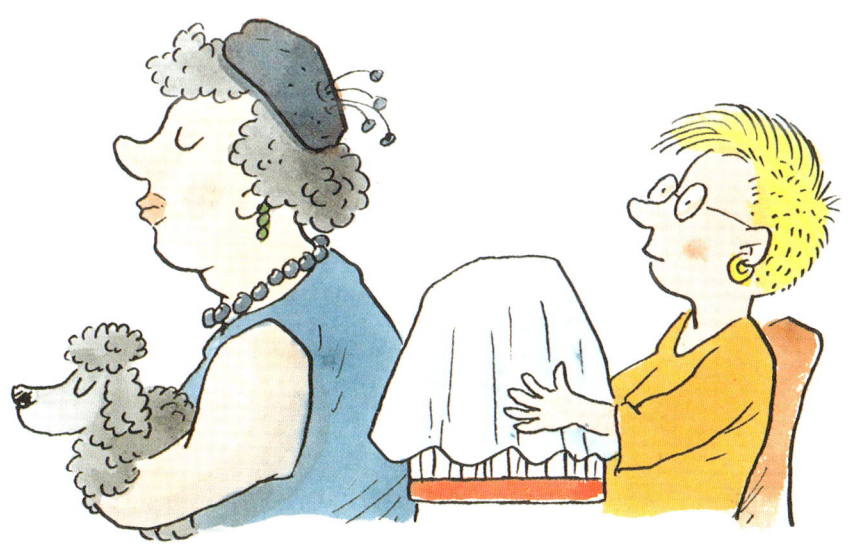

„Hoffentlich dauert es nicht so lange!",
flüstert Tina.

„Vielleicht hat er Schmerzen, der Arme!",
sagt Heidi.

„Wo habt ihr den Igel gefunden?", fragt
die Dame mit dem Pudel.

„Am Gartenzaun", antwortet Jakob.

Da geht die Tür auf, und Frau Doktor
Kirsch ruft: „Wer ist der Nächste bitte?"

„Ihr könnt gern vor mir reingehen", sagt
der Mann mit dem Schäferhund. „Ist ja
schließlich ein Notfall."

„Ja, geht nur", sagt die Dame mit dem
Pudel.

„Danke!", rufen Jakob und Tina, und alle
fünf drängeln ins Behandlungszimmer.
Frau Doktor Kirsch nimmt den Igel
vorsichtig aus der Schachtel und legt ihn
auf den Behandlungstisch. „Er hat eine
Gabelstichverletzung!", erklärt sie. „Das
kommt öfter vor. Die Igel vergraben sich
in den Komposthaufen, und wenn die
Leute dann ihren Kompost umstechen,

passiert es schon mal, dass sie so einen kleinen Kerl übersehen!"

„Wird er sterben?", fragt Johannes.

„Ich glaube nicht", sagt Frau Doktor Kirsch. „Sein Herz schlägt kräftig. Ich glaube, er hat Glück gehabt." Die Tierärztin reinigt die Wunde und desinfiziert sie. Dann bestreicht sie die Stelle mit einer Salbe. „Der Herbst ist eine gefährliche Zeit für die Igel. Seht mal, hier habe ich noch so einen Burschen."

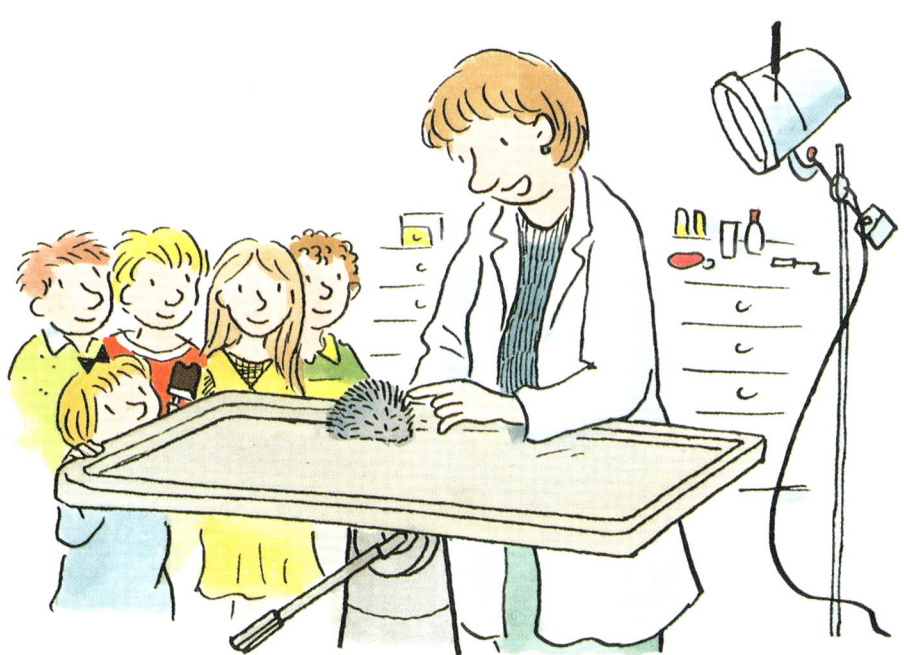

Sie zeigt auf einen der Käfige an der Wand. „Was ist denn das?", fragt Tom. „Ein Igel ohne Stacheln?"

„Der Ärmste hat Verbrennungen", sagt Frau Doktor Kirsch. „Er wird hier gepflegt. Seine Stacheln wurden versengt. Das passiert eben im Herbst, wenn die Leute Laub verbrennen. Igel nehmen die Laubhaufen gern als Unterschlupf."

„Wachsen denn die Stacheln wieder nach?", fragt Jakob.

„Meistens wachsen sie nach", antwortet Frau Doktor Kirsch. „Dann sind sie immer ganz weiß! So, wer von euch wird denn euren Patienten pflegen?"

„Ich!", rufen Tina, Tom, Jakob, Johannes und Heidi gleichzeitig.

„Na prima, dann ist er ja bestens versorgt!", sagt Frau Doktor Kirsch und lacht. „Aber gebt ihm nur Wasser. Keine Milch!" Sie nimmt den Igel vom Behandlungstisch und setzt ihn vorsichtig zurück in die Schachtel.

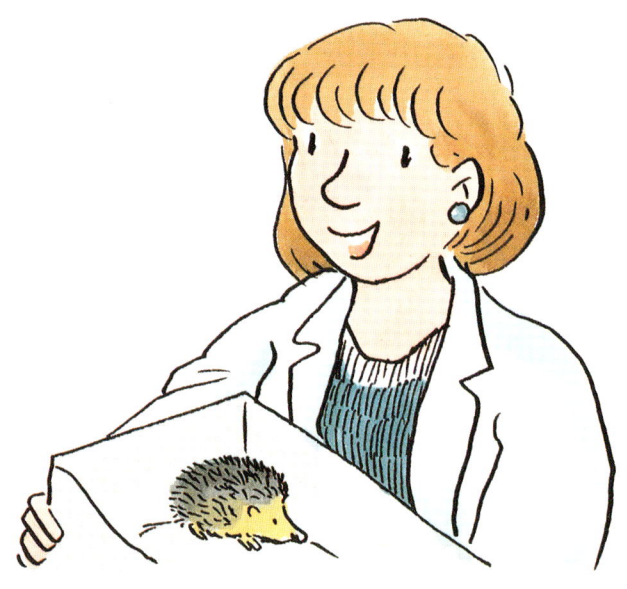

„Und was soll er fressen?", fragt Tom.

„Igel mögen gern Rinderhackfleisch und Katzenfutter", erklärt Frau Doktor Kirsch. „Aber auch mal harte Eier."

„Mag ich auch gern!", sagt Tom.

„Du magst gern Katzenfutter?", fragt Johannes. „Ich dachte, du isst nur Hundefutter!"

„Blödmann!", sagt Tom.

„Wenn er wieder gesund ist, könnt ihr ihn laufen lassen", sagt Frau Doktor Kirsch. „Er wird den Winter gut überstehen. Er ist ja schon ein großer Bursche."

„Was ist mit den kleinen Igeln?", fragt Heidi. „Überstehen die den Winter nicht?"

„Wisst ihr, wenn man im Spätherbst einen kleinen Igel findet, dann soll man ihn zuerst mal wiegen", sagt Frau Doktor Kirsch. „Wiegt er weniger als 300 Gramm, dann soll man ihn den Winter über im Haus behalten. So kleine Igel haben nämlich noch keine Speckschicht, für sie ist der Winter dann zu kalt. So, jetzt nehmt euren Igel, pflegt ihn gut, und vielleicht besucht er euch ja im nächsten Frühjahr in eurem Garten!"

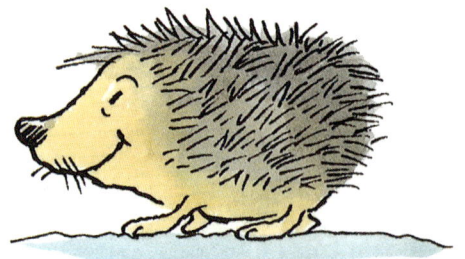

Die Notlandung

In Doktor Wunderlichs Wartezimmer
sitzen Maria und Klaus. Sie haben ihr
Meerschweinchen dabei. Der Tierarzt soll
ihm die Krallen schneiden. Sie sind viel
zu lang geworden und behindern das
Meerschweinchen beim Laufen. Obwohl
sie die Einzigen sind, sitzen Maria und
Klaus schon fast eine halbe Stunde im
Wartezimmer. „Das dauert ja ewig!", sagt
Maria. „Mir wird's langsam langweilig."

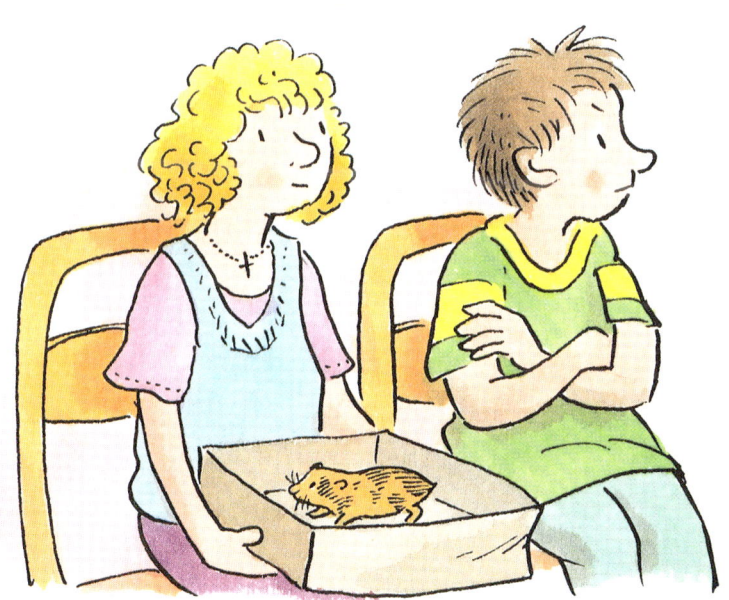

Endlich geht die Tür auf, und eine Frau mit einem kleinen Hund kommt aus dem Behandlungsraum. Das Hündchen hat einen dicken Verband um den Bauch.

Im gleichen Moment stürzt ein aufgeregter Mann in die Praxis. „Herr Wunderlich", ruft er. „Herr Doktor Wunderlich, bitte kommen Sie!"

„Was ist denn los?", fragt der Tierarzt. „Wo brennt's denn?"

„Schnell!", ruft der Mann, „da draußen liegt ein Schwan! Ich habe ihn mit dem Auto angefahren!" Der Tierarzt und Carola, seine Arzthelferin, laufen mit dem Mann auf die Straße.

„Das will ich auch sehen", sagt Maria zu Klaus. „Los, komm!" Klaus stellt schnell die Schachtel mit dem Meerschweinchen auf einen Stuhl, und sie laufen nach draußen. Auf der Straße liegt tatsächlich ein großer weißer Schwan. Er schlägt mit dem linken Flügel, während sein rechter schlaff nach unten hängt. Die schnee-

weißen Federn sind ganz rot vom Blut.
„Plötzlich landet der Vogel da mitten auf
der Straße vor meinem Auto!", erzählt der
Mann. „Ich konnte nicht mehr bremsen!"

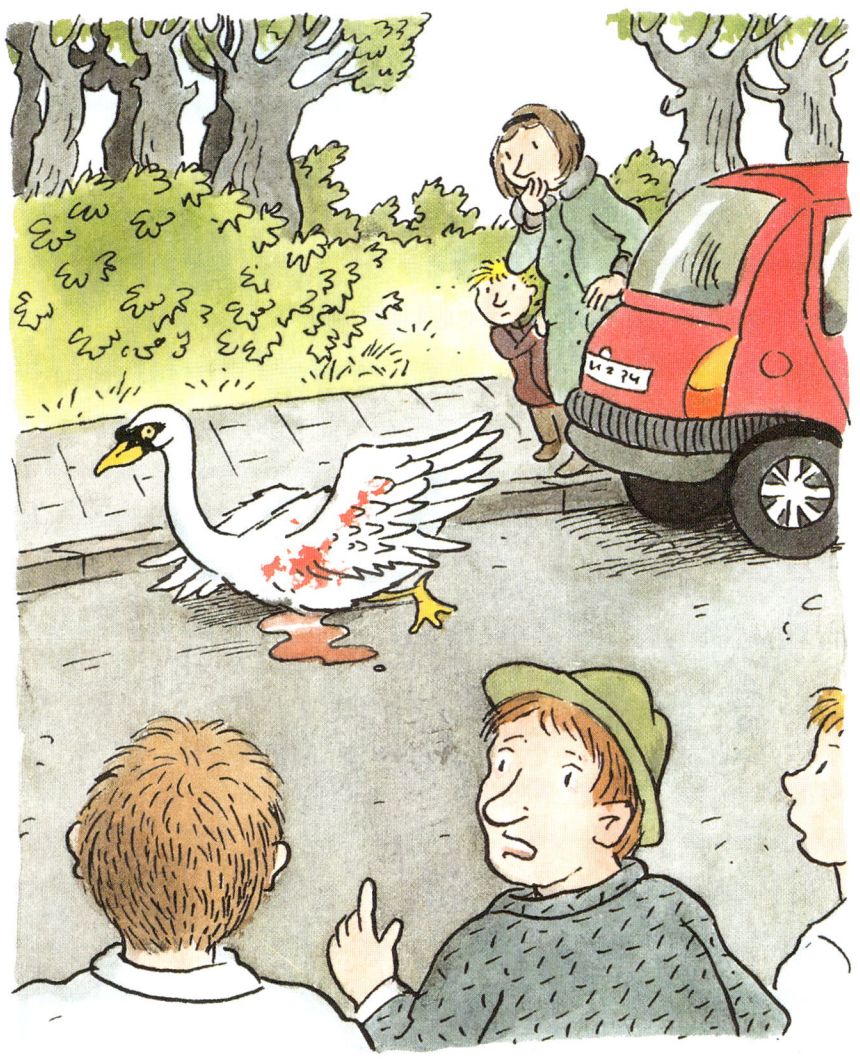

„Bestimmt war es eine Notlandung", sagt Maria zu Klaus.

Carola läuft zurück und holt eine Decke. Sie versuchen, den nervösen Schwan in die Decke zu wickeln. Das ist gar nicht so leicht. Der Vogel wehrt sich und hackt immer wieder mit dem Schnabel nach ihnen. Doktor Wunderlich hält ihn geschickt am Kopf fest. Nur mit Mühe können sie den aufgeregten Schwan in die Praxis tragen. Dort liegt er jetzt zappelnd und fauchend auf dem Behandlungstisch. Der Tierarzt gibt ihm eine Beruhigungsspritze. „Ich denke, die Blutung ist nicht lebensgefährlich", sagt Doktor Wunderlich. „Die Atmung ist normal. Aber ich muss ihn röntgen. Vielleicht hat er innere Verletzungen!"

Der Röntgenapparat steht im Nebenzimmer. Da dürfen Maria und Klaus nicht mit hinein. „Setzt euch bitte noch mal ins Wartezimmer", sagt Carola, „es wird wohl noch eine Weile dauern."

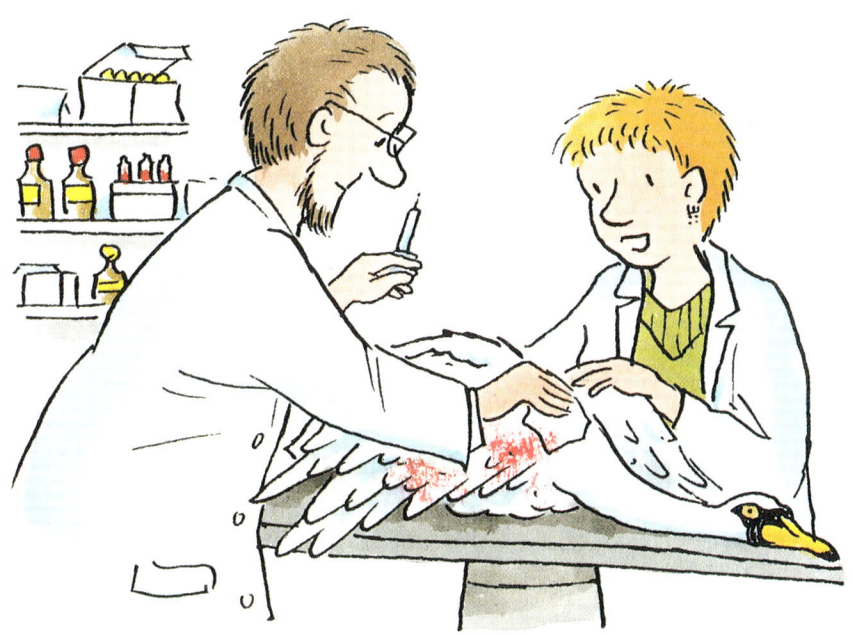

„Was passiert jetzt mit dem Schwan?",
fragt Klaus.

„Er muss in die Vogelklinik", sagt Carola.
„Dahin kommen alle großen Vögel, wenn
sie krank sind. Die Eulen, die Jagd- und
Greifvögel und die Adler und Flamingos
aus dem Zoo. Jetzt muss ich noch schnell
die Polizei anrufen."

„Wieso denn die Polizei?", fragt Maria.

„Die Polizei bringt den Schwan in die
Vogelklinik", sagt Carola. „Das macht
immer die Polizei oder die Feuerwehr."

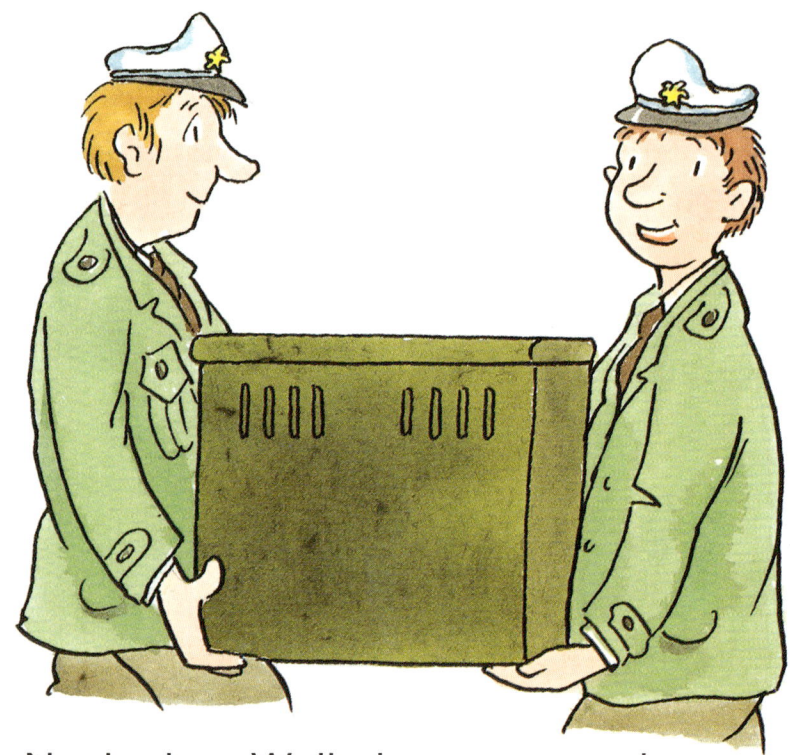

Nach einer Weile kommen zwei
Polizisten. Sie haben eine dunkelgrüne
Kiste aus Plastik mitgebracht. „Das ist
eine Vogelbox", erklärt die Tierarzthelferin den staunenden Kindern. „Vögel
müssen in möglichst kleinen, dunklen
Behältern transportiert werden, das
beruhigt sie."

„Mich würde so was nicht beruhigen!",
sagt Maria. „Ich hätte Angst da drinnen!"

Vorsichtig legen Carola und Doktor Wunderlich den schweren Schwan in die Vogelbox. Susanne macht den Deckel zu. Der Schwan liegt jetzt ganz ruhig in seiner Kiste. „Natürlich sind Luftlöcher im Deckel", erklärt Carola den Kindern. Die Polizisten tragen die Kiste mit dem Schwan nach draußen. Sie verstauen sie im Kofferraum ihres Autos und fahren los. Auch der Mann, der den Schwan angefahren hat, fährt jetzt weiter. „Das wär's also", sagt Doktor Wunderlich. „So was kommt zum Glück nur selten vor."

Dann beugt er sich über die Schachtel mit dem Meerschweinchen. „Jetzt habe ich endlich Zeit für euch", sagt er zu Maria und Klaus. „Was fehlt denn unserem kleinen Patienten?"

„Zum Glück gar nichts", sagt Maria.

„Nur die Krallen schneiden!", sagt Klaus.

„Das ist gut", sagt der Tierarzt, „und das ist auch bestimmt nicht lebensgefährlich!"

Alexander passt auf Minka auf

Jan ist mit den Eltern für drei Wochen nach Italien gefahren. „Kannst du in der Zeit meine Katze versorgen?", hat Jan den Alexander gefragt. Alexander wohnt oben im dritten Stock und Jan unten im Parterre.

„Klaro, mache ich gern", hat Alexander geantwortet. Dann hat ihm Jan genaue Anweisungen gegeben: „Du musst Minka zweimal täglich füttern, morgens und abends, das Dosenfutter für drei Wochen steht bereit, den Fressnapf auswaschen und das Katzenklo reinigen. Die Katzenstreu zweimal die Woche erneuern, die Schale mit Wasser säubern und zum Trinken täglich frisches Wasser geben, denn von Milch bekommt sie Durchfall. Außerdem ist natürlich hin und wieder Schmusen und Streicheln angesagt, denn Minka ist sehr liebebedürftig!"

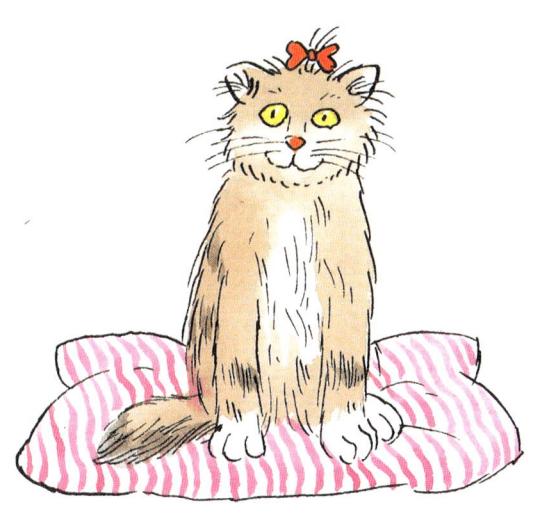

„Ganz schön kompliziert", hat Alexander gedacht und hat gesagt: „Alles kein Problem!"

Jetzt ist Jan schon den dritten Tag weg, und alles klappt prima. Minka kann kommen und gehen, wann sie will, sie hat neben der Tür ihren eigenen Eingang, eine Katzenklappe. Alexander läuft zweimal am Tag runter in Jans Wohnung. Dann wartet Minka schon auf ihr Futter und streicht ihm miauend um die Beine. „Bist eine schöne Katze!", sagt Alexander und streichelt ihr braunes Fell. Geschmeidig und samtig fühlt sich das an.

„Heute gehen wir zu mir nach oben!",
sagt Alexander. Er nimmt Minka auf den
Arm und läuft die Treppe hoch in den
dritten Stock. Seine Eltern sind gerade
nicht zu Hause. Alexander geht mit Minka
auf den Balkon.

„Komm, Minka, spielen!", ruft er und
lässt einen Tennisball über den Boden
rollen. Aber Minka hat keine Lust zu
spielen. Ihr ist nicht recht wohl in ihrer
Haut. Sie untersucht die ungewohnte
Umgebung, springt auf den Stuhl, dann
auf den Tisch und aufs Balkongeländer.
Sie streicht an den Blumenkästen
entlang.

„Warte, ich bring dir eine Maus!", sagt
Alexander. „Die wird dir gefallen!" Er
läuft in sein Zimmer und holt eine graue
Spielzeugmaus zum Aufziehen. Als er
zurückkommt, ist Minka nicht mehr da.
Alexanders Herz klopft bis zum Hals. Die
Balkontür hat er zugemacht, also muss
sie hinuntergehüpft sein. Oder sie ist

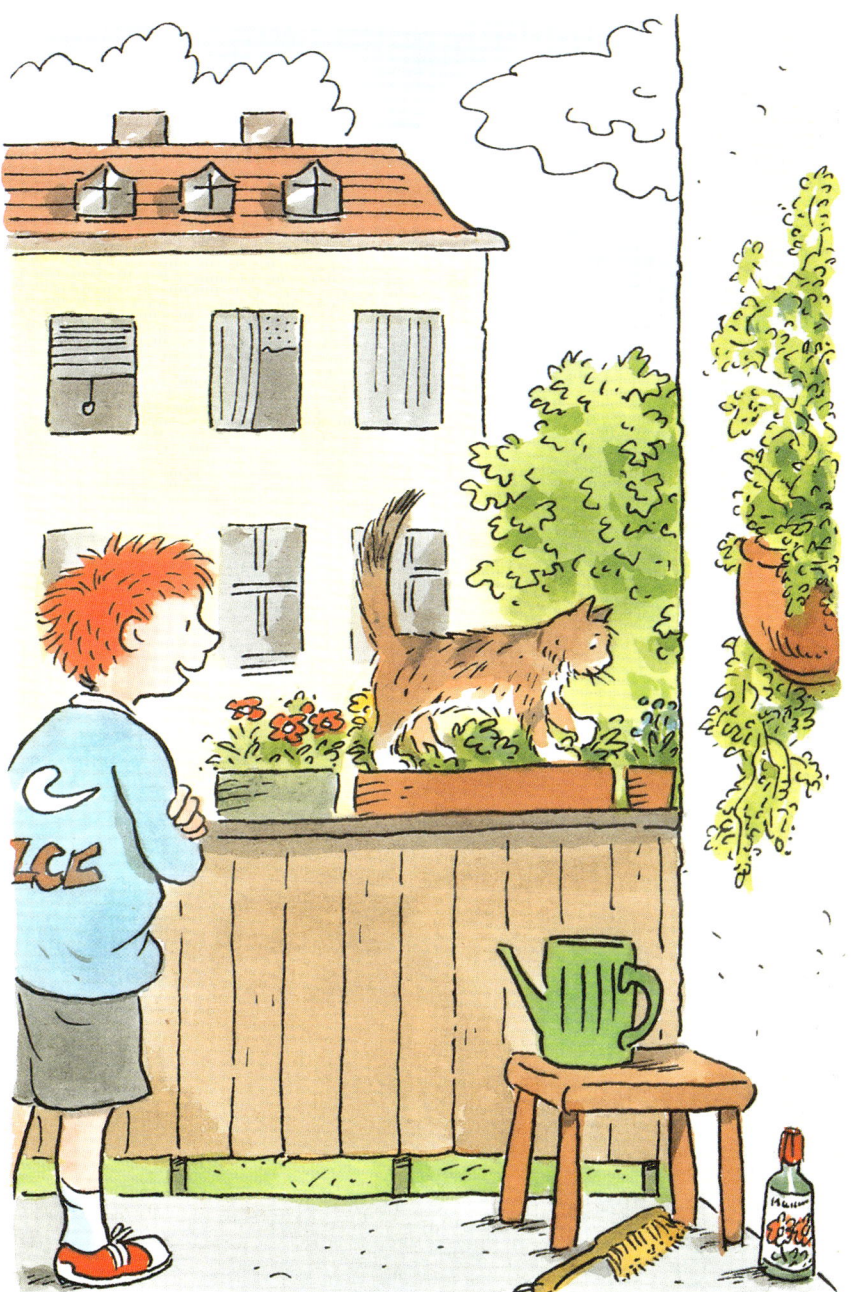

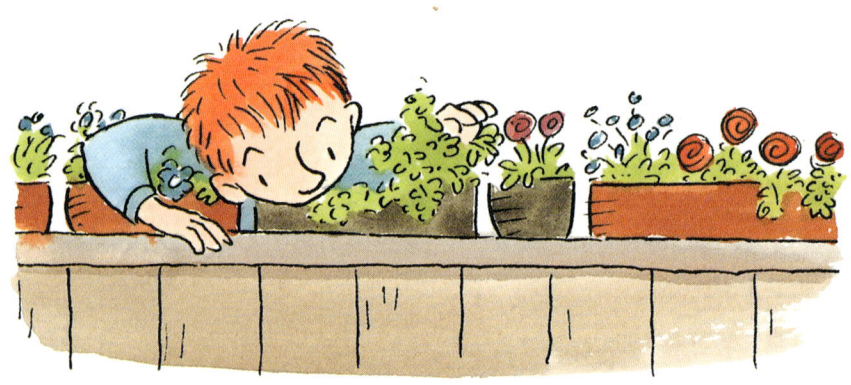

sogar hinuntergefallen! Alexander beugt
sich übers Geländer. Tatsächlich: Er sieht
Minka unten in Jans Garten im Gras
liegen. Wie der Blitz saust er die Treppen
hinunter. Im Treppenhaus kommt ihm
Mama entgegen. „Minka ist abgestürzt!",
schreit Alexander. „Komm schnell!"

Sie finden die verletzte Katze unter
einem Terrassenstuhl. Sie maunzt und
reibt sich mit den Pfoten übers Gesicht.
„Sie blutet aus dem Mund!", ruft
Alexander. Er hat Tränen in den Augen.

„Sie muss schnell zum Tierarzt", sagt
Mama. Alexander nimmt Minka auf den
Arm, und schon sitzen sie im Auto.

Der Tierarzt untersucht Minka genau.
Ihr Mäulchen ist jetzt dick angeschwollen.
Doktor Pauli räuspert sich und sagt: „Sie
hat sich den Unterkiefer gebrochen."

Alexander kann die Tränen nicht mehr
zurückhalten. „Kann sie jetzt nie mehr
etwas fressen?", schluchzt er.

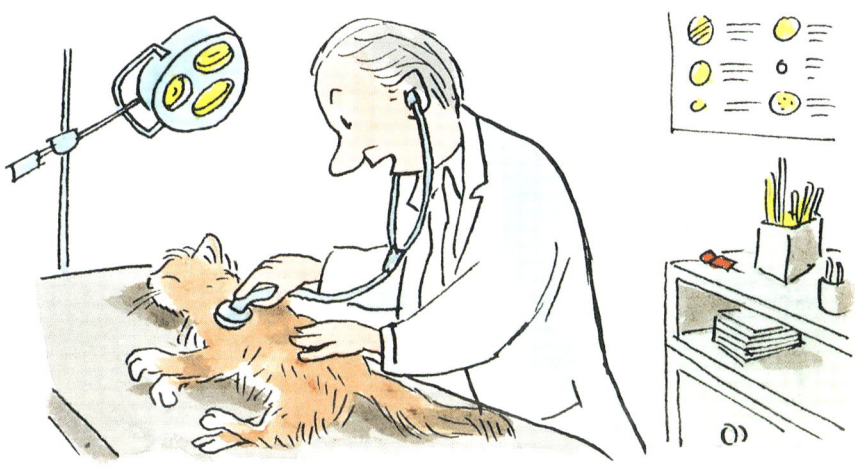

„Wir müssen sie operieren", sagt der
Tierarzt. „Es passiert öfter mal, dass
Katzen vom Balkon fallen und sich dabei
den Kiefer brechen. Sie fallen zum Glück
immer auf die Pfoten und federn sich ab.
Aber sie schlagen dabei mit dem Kopf
auf der Erde auf."

„Wird sie denn wieder gesund?", fragt Mama.

„Ganz sicher", meint der Tierarzt. „Aber es wird schon ein paar Tage dauern."

Am gleichen Tag wird Minkas Kiefer operiert. Er muss gedrahtet werden. Natürlich kann sie danach nichts fressen. Drei Tage lang muss sie jetzt flüssig ernährt werden. Sie bekommt einen Schlauch durch die Nase in den Magen. Das findet Alexander ziemlich scheußlich. In den Schlauch spritzt Doktor Katzenberger eine fertige Flüssig-Diät. „Solche Verletzungen heilen zum Glück schnell", erklärt der Tierarzt. „Hoffentlich ist Minka wieder gesund, bis Jan zurückkommt!", sagt Alexander. Am vierten Tag endlich kann Minka schon wieder Babygläschen lecken. Alexander hat die Babynahrung freiwillig von seinem Taschengeld bezahlt. Erst nach zwei Wochen kann Minka das erste Mal wieder Dosenfutter fressen. Gerade rechtzeitig. Denn heute kommt Jan braun gebrannt und fröhlich aus den Ferien zurück. Minka läuft ihm entgegen. „Na, hat alles gut geklappt?", fragt Jan Alexander.

„Na ja, ziemlich gut, alles klar, Minka geht's gut!"

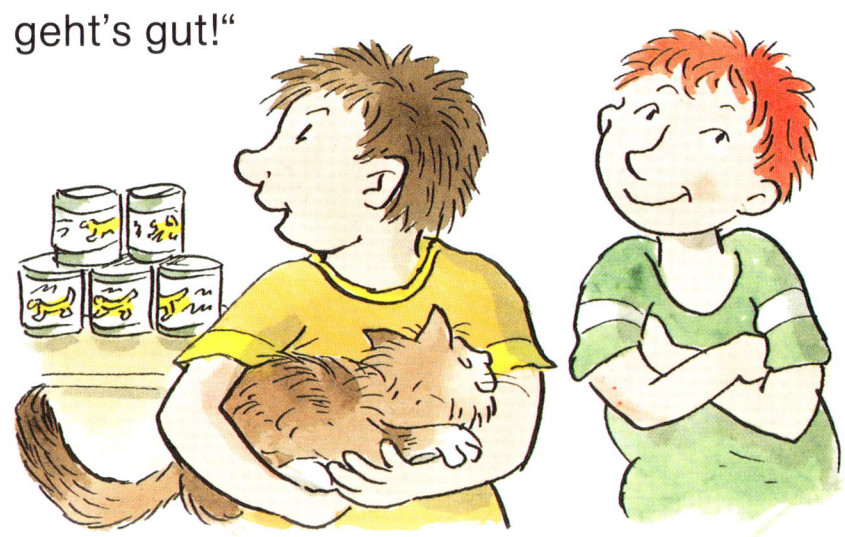

„Mensch, ihr habt ja kaum Dosenfutter verbraucht!", ruft Jan. Er zeigt auf die Dosen, die immer noch auf dem Küchentisch stehen.

„Tja, das kam so ...", sagt Alexander. „Weißt du, Minka war langweilig, und sie wollte unbedingt mit mir auf dem Balkon spielen, und dann ..."

Erhard Dietl wurde 1953 in Regensburg geboren. Er lebt in München und arbeitet als Grafiker, Illustrator und Autor von Kinderbüchern. Mehr als 50 Bücher hat er für verschiedene Verlage geschaffen, die in zahlreiche Sprachen übersetzt und mit einigen Preisen ausgezeichnet wurden. Für das vorliegende Leselöwen-Buch hat er sich von einem Tierarzt einige Fälle aus der Praxis berichten lassen, die er dann für Kinder in Geschichten „verwandelt" hat.

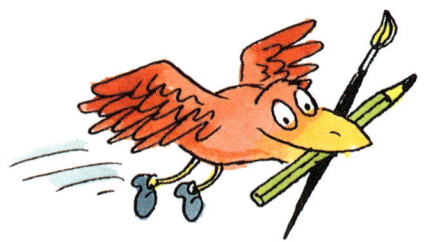

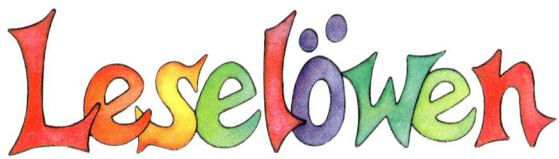

Leselöwen

Jede Geschichte ein neues Abenteuer

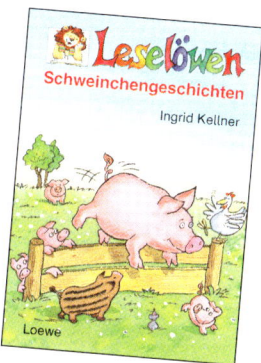

Leselöwen
Schweinchengeschichten
Ingrid Kellner
Loewe

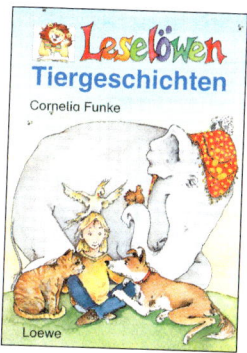

Leselöwen
Tiergeschichten
Cornelia Funke
Loewe

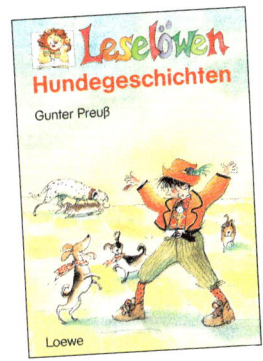

Leselöwen
Hundegeschichten
Gunter Preuß
Loewe

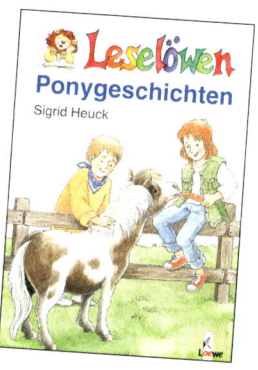

Leselöwen
Ponygeschichten
Sigrid Heuck

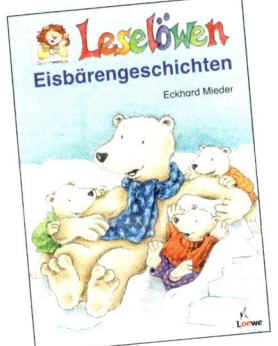

Leselöwen
Eisbärengeschichten
Eckhard Mieder

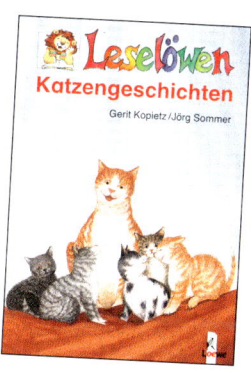

Leselöwen
Katzengeschichten
Gerit Kopietz / Jörg Sommer

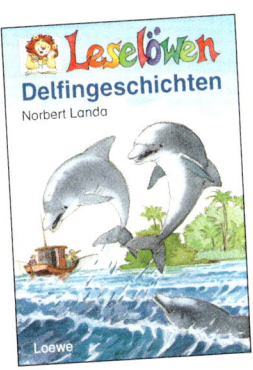

Leselöwen
Delfingeschichten
Norbert Landa
Loewe

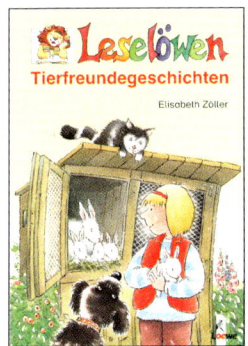

Leselöwen
Tierfreundegeschichten
Elisabeth Zöller

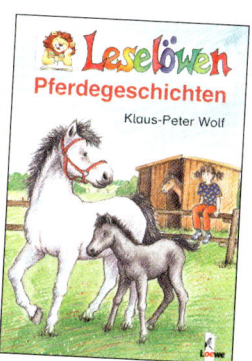

Leselöwen
Pferdegeschichten
Klaus-Peter Wolf

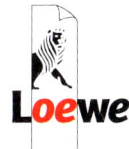

Loewe

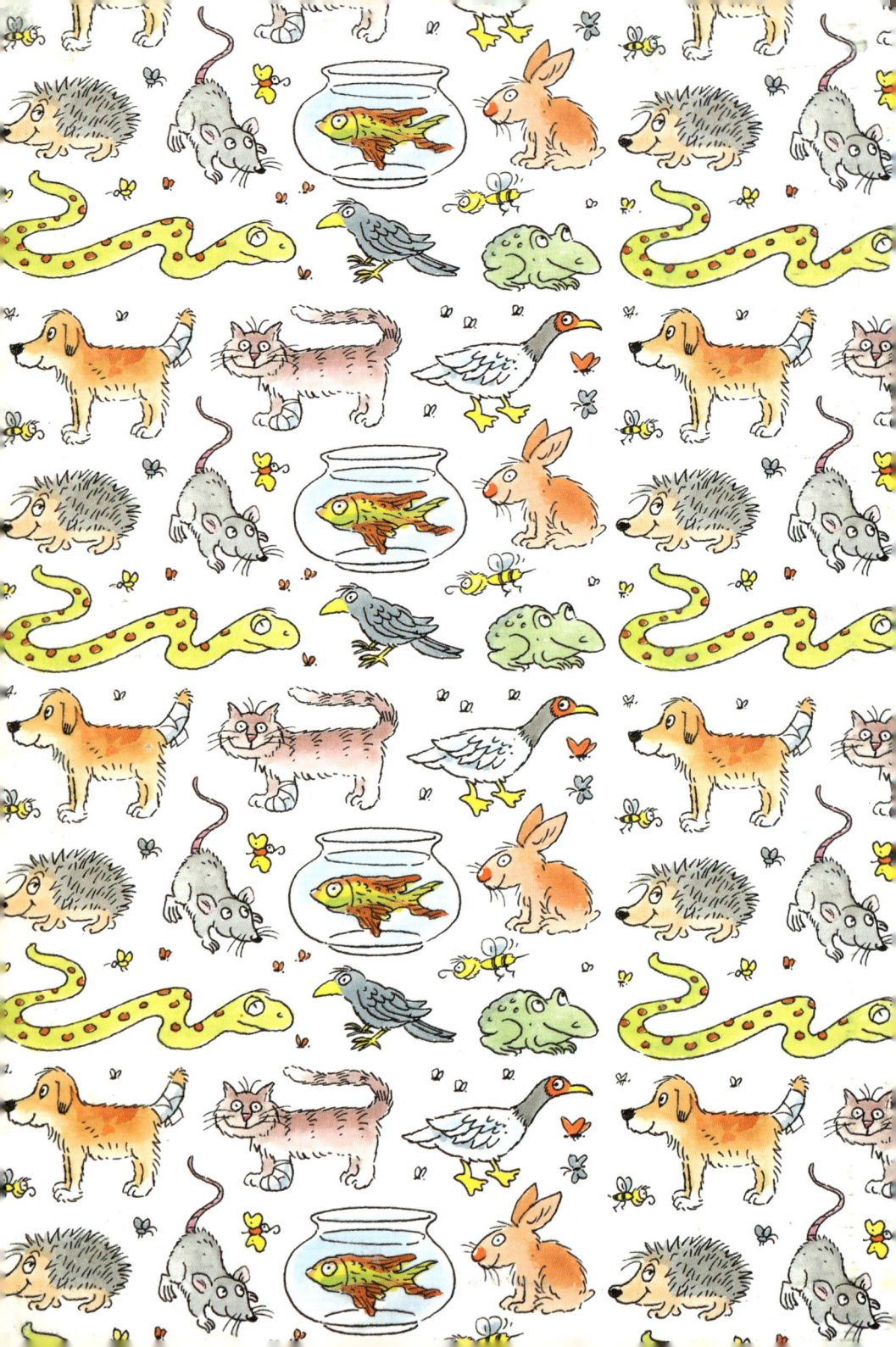